トータルケアをめざす
褥瘡予防のための ポジショニング

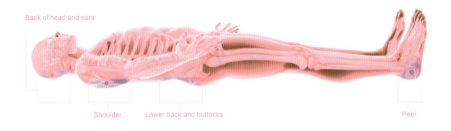

田中マキ子　北出貴則　永吉恭子

照林社

まえがき

　超高齢社会の進展とともに、在宅ケアを中心とする地域包括ケアが推進され、さまざまな場において24時間365日の療養看護が必要となっている。ポジショニングは、療養生活を支える重要なケア技術として位置づけられ、看護・介護・リハビリテーションだけでなく、外科、周術期・集中ケアなど急性期医療においても必要な技術となっている。

　現在のポジショニングは、身近にある物品を用いて経験的な方法で行われることが多く、目的や根拠が明確でないままに実践されていることが多いように思われる。特に、ポジショニングに欠かすことのできない「サポート」に関しては十分な検討がされないままに行われている実態がある。ポジショニングは、単に身体の向きを変えるということだけでなく、明確な目的があり、その目的に到達するように「支援＝サポート」することが重要である。どのような物を使い、どの程度までサポートするのか、患者の身体的・病態的・環境的諸条件を総合的に分析し、サポートの方法とレベルを決定することが必要である。こうしたサポートに関する観点は、これまで論じられてこなかった。そこで本書では、ポジショニングを基礎から再考し、ケアを受ける側の視点や心理面を勘案し、ケアを場面だけでとらえるのではなく、療養生活環境全般につながるケアとしてとらえ、それに必要な基本的知識、観察とアセスメント、ケア技術について具体的に述べた。

　本書がめざすポジショニングは、言うなれば、対象者の尊厳と快適性の追求である。ポジショニングによって呼吸が楽に行え、美味しく食べることができ、褥瘡をつくらず、苦痛や不快による緊張を起こさない安楽な状態を提供することである。もちろん、治療・ケアの観点を無視することはできないが、活動と休息に影響するため「生活全般をサポートするケア」としてとらえ、今一度再考したいと思う。

　快適性の追求は、具体的には生理学的な安寧であり、心身機能・姿勢・活動にとってよい状況を作り出すための環境調整が重要となる。病院は「治療する」だけの場から「生活する」場へと変わりつつある。これまでの治療優先の環境が、患者にとってどれだけストレスであり、また負の状態をまねくことになっていたかについて見直すことも必要である。個々の患者が抱える不安や苦痛に、われわれ医療従事者が少しでも近づくためには、可能な限り自ら体験し、動けないことの苦しさや苦痛、動けることの喜びなどを知ろうとする努力が大切である。

　病態生理学的根拠をもつポジショニングの実践は、科学的なケア技術として普遍性をもちうると考える。本書を活用することによって、対象者が、快適かつ安楽で、より生き生きとした日常生活を送れることを願っている。本書をお読みになったケアにかかわる皆さまの毎日の実践の一助になれば幸いである。

2018年8月

田中マキ子、北出貴則、永吉恭子

CONTENTS

総論　ポジショニングはなぜ"トータルケア"なのか……田中マキ子　6

ポジショニングの定義／ポジショニング・シーンと目的／トータルケアとしてのポジショニング

第1章　トータルケアに導くポジショニングの理論

ポジショニングにおける身体の理解…………………………………北出貴則　16

最外層にある皮膚、皮膚につながる軟部組織を感覚センサーとして考える／皮膚の構造と機能を理解する／感覚受容器を理解する／患者の受容感覚に配慮し、快適なポジショニングを行う

動きのつながりと姿勢アライメント………………北出貴則、田中マキ子　20

身体の動きのつながり／随意的・不随意的反射と感覚受容器／姿勢アライメントと反射・反応／姿勢の保持と安定性

サポート（身体支持）実施時に知っておきたい知識………………北出貴則　23

サポートの3要素／サポートの目的と定義／臥位姿勢の特徴／圧の移動／クッション（支持体）の選び方

直接的サポートと間接的サポート………………………………………北出貴則　30

直接的サポートと間接的サポートの違い／直接的サポート／間接的サポート

体圧分散マットレスの効果と活用………………北出貴則、田中マキ子　41

体圧分散マットレスの効果を生かすサポート方法／姿勢の安定性と安全性を保持する／マットレスの固定性を保持する

第2章　ポジショニングに必要なアセスメント

褥瘡のアセスメント：褥瘡はなぜ発生するか………………………田中マキ子　44

そもそも「褥瘡とは？」／「外力」「応力」の重要性／注目される新しい概念"マイクロクライメット"

ICF（国際生活機能分類）からみたポジショニング………………北出貴則　48

身体面だけでなく、環境面に関する観察の重要性／ポジショニングにおける環境因子／"環境を観る目"をもつ

環境的要因のアセスメント………………………………………………永吉恭子　50

個人的情報、身体的情報、環境的情報を収集しアセスメントする／視点を切り替えてアセスメントを行う

ポジショニングにおける環境的要因と身体への影響

………………………………………………永吉恭子、北出貴則、田中マキ子　53

環境的要因が身体や活動に及ぼす影響／物的要因／物理的要因(外力)／時間的要因／人的・社会的要因

第3章 ポジショニングの実践

皮膚・軟部組織にやさしいケア
北出貴則、田中マキ子 70

身体の持ち方（触り方）／サポート用クッションの選び方、使い方／体位変換時の外力の軽減方法／圧抜きの目的と方法

ポジショニング実施時の確認事項
北出貴則、永吉恭子、田中マキ子 76

ベッドの構造と機能の理解（背上げ・膝上げ軸の位置、角度の確認）／大転子部の位置の確認／体圧（部分圧）の確認／底付きの確認方法

ポジショニングとサポートの方法
北出貴則、永吉恭子、田中マキ子 81

半側臥位のポジショニングとサポート／仰臥位のポジショニングとサポート／腹臥位のポジショニングとサポート／ベッド上座位のポジショニングとサポート

トータルケアとしてのポジショニングを指導する方法
北出貴則、永吉恭子、田中マキ子 96

環境からポジショニングを考える／よりよいポジショニング方法を検討する「体験型グループディスカッション」

ポジショニングと倫理
田中マキ子 98

「ポジショニング」になぜ「倫理」が関係するのか／ポジショニングに関する倫理的課題／ポジショニングは人間が「当たり前」に過ごせるための技術

トータルケアをめざす ポジショニングQ&A ……………………………………………… 101
索引 ……………………………………………………………………………………………… 106

装丁：関原直子
本文イラストレーション：山口絵美(asterisk)、今﨑和広
写真：中込浩一郎
本文DTP：明昌堂

● 本書で紹介している治療・ケア方法などは、著者が臨床例をもとに展開しています。実践により得られた方法を普遍化すべく努力しておりますが、万一本書の記載内容によって不測の事故等が起こった場合、著者、出版社はその責を負いかねますことをご了承ください。
● 本書に記載している薬剤・材料・機器等の選択・使用方法については、出版時最新のものです。薬剤等の使用にあたっては、個々の添付文書を参照し、適応、用量等は常にご確認ください。
● 本誌に登場する患者役は撮影用モデルの場合もあります。

● 著 者 略 歴

田中マキ子
山口県立大学 副学長（大地共創担当）
山口県立大学大学院健康福祉学研究科 教授
山口大学医療技術短期大学部看護学科卒業後、臨床経験、看護教員を経て、1996年より
山口県立大学看護学部に着任
1999年、九州大学大学院にて博士号取得
日本褥瘡学会理事、日本看護科学学会理事、日本創傷・オストミー・失禁管理学会評議員、
看護理工学会評議員ほか

北出貴則
医療法人誠佑記念病院 診療技術部 リハビリテーション室 室長
姿勢・活動ケア研究会代表
理学療法士、生活環境専門理学療法士、福祉用具プランナー
1989年、行岡保健衛生学園医学技術学校リハビリテーション科卒業
摂食・嚥下障害看護認定看護師教育課程日本赤十字広島看護大学特別講師
和歌山国際厚生学院理学療法学科非常勤講師
NPO法人和歌山口腔ケア＆摂食・嚥下研究会理事
POTT（ポジショニングで食べる喜びを伝える）プロジェクト・研究会理事、全体アドバイザー
ベンクト・エングストロームコンセプトマスター（車いすシーティング）

永吉恭子
医療法人静寿会渡辺病院 リハビリテーション部 部長
姿勢・活動ケア研究会副代表・事務局長
作業療法士、福祉用具プランナー、在宅褥瘡予防・管理師
1994年、国立療養所犀潟病院附属リハビリテーション学院作業療法学科卒業
日本褥瘡学会近畿地方会世話人
POTT（ポジショニングで食べる喜びを伝える）プロジェクト・監事
ベンクト・エングストロームコンセプトインストラクター（車いすシーティング）
日本褥瘡学会 評議員

本書の特徴

- 本書は、「第1章 トータルケアに導くポジショニングの理論」、「第2章 ポジショニングに必要なアセスメント」「第3章 ポジショニングの実践」の3部構成です。

- 「第1章 トータルケアに導くポジショニングの理論」では、トータルケアをめざしたポジショニングを行うために必要な知識について解説します。

- 「第2章 ポジショニングに必要なアセスメント」では、褥瘡予防をはじめとするポジショニングに関する環境などのアセスメントについて解説します。

- 「第3章 ポジショニングの実践」では、ポジショニング実践の際に知っておきたい技術や具体的な方法について解説します。

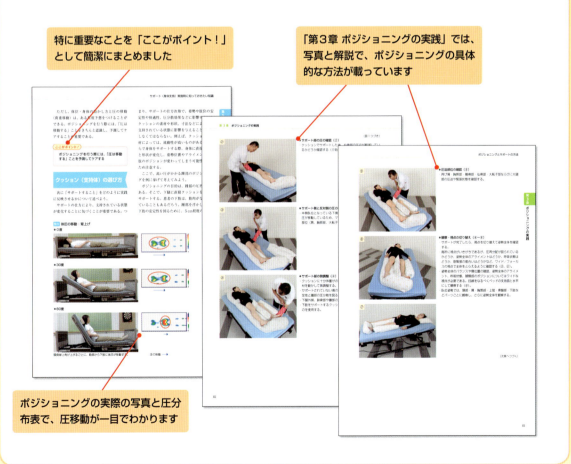

特に重要なことを「ここがポイント！」として簡潔にまとめました

「第3章 ポジショニングの実践」では、写真と解説で、ポジショニングの具体的な方法が載っています

ポジショニングの実際の写真と圧分布表で、圧移動が一目でわかります

総論

ポジショニングはなぜ "トータルケア" なのか

ポジショニングの定義

まず、「ポジショニング」はどのように定義されているのか検討しよう。

表1は、日本看護技術学会の一組織であるポジショニング班が、当時の国内の大学に所蔵されていた看護学および理学療法学の分野の、国内外の教科書および参考書（計253冊）から検討し、まとめたものである[1]。

検討の結果、看護学における定義を「対象の状態に合わせた体位や姿勢の工夫や管理をすること」とし、目的としては、「安楽・合併症・廃用症候群の予防、気分転換などである」とまとめている。

このほか、ポジショニングが特に影響しやすい褥瘡では、米国褥瘡諮問委員会（National Pressure Ulcer Advisory Panel：NPUAP）、ヨーロッパ褥瘡諮問委員会（European Pressure Ulcer Advisory Panel：EPUAP）、ならびに環太平洋褥瘡対策連合（Pan Pacific Pressure Injury Alliance：PPPIA）の3機関が共同発行するガイドラインでは、全患者に対する一般的な体位変換は「身体の脆弱な部位への圧迫持続時間および圧迫を減少させるため、および快適性・衛生状態・尊厳・機能的能力を保つために行われる」と示されている[2]。

これらから、一般的なポジショニングとは、対象の状態に合わせた体位や姿勢の管理であり、その目標は、ポジショニングを実施する対象者の快適性や尊厳までをも考慮することであることがわかる。体位や姿勢の管理は、褥瘡予防、拘縮予防、筋緊張緩和、神経麻痺予防、良肢位保持、呼吸機能低下予防、静脈血栓症予防など、安静臥床に伴うさまざまな機能低下を予防するために必須であり、実践するポジショニング技術として高い質を維持する必要がある。

ポジショニング・シーンと目的

次に、ポジショニングがかかわる分野＝シーンから、その目的について検討しよう。

まず、ポジショニングにかかわる疾患は、①心疾患や呼吸器疾患などの安静臥床を強いられる疾患、②身体機能障害が重度で活動制限が生じやすい疾患、③進行性の疾患、など

表1 各看護領域におけるポジショニングの定義

	各看護領域	定義
国内	基礎看護・看護技術	自力で動くことのできない、もしくは動いてはいけない者に対して、安楽あるいは現在もしくは将来的によりよい日常生活行動を取るための姿勢を整えること
	老年看護	治療や検査に伴う合併症や二次的障害、高齢に伴う廃用症候群の予防、「Quality of Life」向上のために行う。寝返りや起き上がり、座る、立ち上がるなどを維持するための体位調整である
	成人看護（急性期）	手術を受ける患者：手術を安全に円滑に実施するために対象の状態に合わせた体位の管理
		急性期患者：苦痛を緩和し、手術後合併症の予防、早期回復につながる体位の工夫
	成人看護（慢性期）	廃用症候群の予防、慢性疾患からくる症状の改善、患者の安楽や気分転換のための体位の工夫
	救急看護	急変・合併症予防や苦痛の緩和、安全に診療やケアを受けるために体位を工夫、管理すること
	ターミナル看護	終末期患者に対して、出現する症状緩和のため、日常生活行動を患者にとって安楽に過ごしてもらえるように体位を工夫すること
	リハビリテーション看護	機能障害を最小限にとどめ、合併症を予防し、その後の機能訓練を効果的に進めるために最も重要な技術であり、体位を適切に変化・保持することである
	母性看護	妊娠、出産、産褥、育児期間において、母子にとって最良かつ安全な姿勢を工夫させることである。また、対象が自分自身で実践できるように指導することも含まれている
	小児看護	正常な発達の促進、将来の運動機能への考慮、合併症の予防、安全確保のために、安楽で適切な姿勢を保持すること
国外	基礎看護・看護技術	対象の体位を適切に保持することであり、呼吸や循環などの全身機能の維持・改善・促進のため、あるいは皮膚への圧迫除去等の合併症の予防のために行う非侵襲的で、簡便、低コストな介入技術である

大久保暢子, 牛山杏子, 鈴木恵理, 他：看護における「ポジショニング」の定義について―文献検討の結果から―. 日本看護技術学会誌 2011；10（1）：125. より改変して転載

表2 ポジショニングを必要とするシーンと対応すべき項目

シーン	対応すべき項目
自由な体動の制限	廃用症候群予防 褥瘡予防 筋緊張緩和 変形・拘縮 神経麻痺・良肢位
呼吸・循環	排痰・換気改善 浮腫予防 静脈血栓予防 末梢循環改善など
摂食嚥下	誤嚥 食事摂取
心理的効果（安楽・快適性）	疼痛コントロール 寝心地 リラクセーション・不安の軽減

が考えられる。これらの疾患に加え、手術等の処置が行われる場合は、手術中の体位管理や検査・処置のための特殊な体位管理など、シーンはさらに分化し、その状況に応じたポジショニングが必要となる。

ポジショニングが重要となるシーンを検討すると、表2に示す4つがその代表となる。

まず疾患による体位の制限、手術のための長時間にわたる特殊体位の維持や、意識・意欲低下に伴う自動体位変換能力の低下など、自由な動きが制限されるシーンである。ここでそのままに放置しておくと、褥瘡発生はいうに及ばず、廃用

症候群の進行や変形・拘縮の増強など、負のサイクルに陥る。

　次に、生命に直結する呼吸・循環に関するシーンも重要となる。呼吸しやすくするためには、頭側挙上を行い、横隔膜を下げ、胸郭の広がりをサポートすることが必要になる。

　また、栄養補給のための食事という面から、摂食嚥下も見落とせない。

　そして最終的には、生きるための生活全般に痛みや不安などがなく、心身ともに安楽・安寧であることが求められる。

　このような意味から、これら4つのシーンはそれぞれが重要であることはいうまでもないが、各シーンが影響しあっていると考えられる。

　これまでのポジショニングでは、「褥瘡予防のための……」や「摂食嚥下のための……」など、それぞれのシーンが独立したものとして論じられてきた。1人の患者に起こっている連鎖した弊害でありながら、各専門家の立場から論じ、それぞれの役割からかかわっていた。しかし、ポジショニングが必要となるシーンにはつながりがあることを再認識し、トータルな観点から、対象者に必要なポジショニング・ケアを検討・実践することこそ重要である。

　褥瘡予防、摂食嚥下、呼吸の管理はそれぞれの内容は異なるが、体位・姿勢という視点から整理すると、共通する事柄がみえてくるだろう。また、褥瘡予防から摂食嚥下に効果を発揮するポジショニングなど、めざす目標の広がりと質の高まりが求められることがわかる。

　これからのポジショニングは、褥瘡予防の観点のみならず、嚥下障害による食事ケアにかかわる姿勢調整や、呼吸など、より全体的かつ総合的な観点からかかわっていく必要がある（表3）。

表3 ポジショニングにかかわる分野と共通性

	褥瘡予防	摂食嚥下	呼吸
不良姿勢	・褥瘡発生リスク	・誤嚥リスク ・食事動作困難	・呼吸状態不良
目標	・骨盤部、殿部、踵部などの骨突出部や支持面を考慮	・頭部・頸部、上肢のポジショニングを考慮	・呼吸しやすい ・呼吸数減少 ・咳の力↑等
背上げ30度	・30度以上は仙骨・尾骨部に圧迫、摩擦、ずれ	・30度以下は逆流する可能性あり ・頸部伸展しやすい	・仰臥位は荷重肺障害が生じやすい ・ずり下がった姿勢は腹部が圧迫され、呼吸がしにくい
背上げ60度	・殿部、坐骨・尾骨部に圧力集中	・起こすほうが食べやすい	・起きたほうが呼吸しやすい ・姿勢保持にエネルギー必要
背抜き・足抜き・尻抜き	・背抜きは行うべき ・足抜き、尻抜きも	・背抜きをするほうがよい	・仰臥位は背部圧迫 ・痛みや不快は緊張↑、ストレスを生じる
ベッド上座位ポジショニング	・褥瘡予防の観点	・摂食嚥下機能	・呼吸機能

トータルケアとしてのポジショニング

　ポジショニングでは、目的とする体位調整をただ行うという観点だけでなく、全体的なケア（トータルケア）としなければならない。そこには、図1に示すような階層がある。
　最もベースとなる層は寝床環境・居室環境である。これらの環境に対する配慮が基本となる。その上に、ポジショニング技術があり、さらにその上がQOLの維持・向上である。

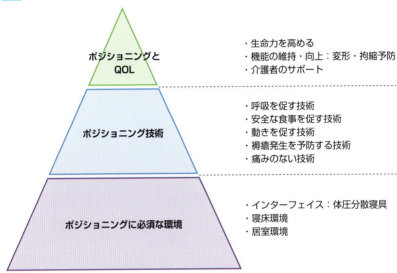

図1 トータルケアのためのポジショニング階層

1 ポジショニングに必須な環境

　「ポジショニングに必須な環境」は、ポジショニングを検討する際の基盤である。佐居は、安楽の概念化に取り組み、安楽に関する7つの構成概念を示している（表4）[3]。安楽に過ごすことは患者のQOLを高めることの前提となるほか、活動＝動きを促し、導くようなポジショニングが重要である。ピローなどで体位を固めることと勘違いされる場合もあるが、対象者がその人らしく動けるようにサポートすることを第一に考える必要がある。また、諸橋は「ベッド上でも同様で、動くために知覚できる環境をつくり、知覚することで動くことができ、動くことでさらに知覚できるという循環が成り立つ。したがって、ベッド上でも単に固定したポジショニングではなく、少しでも動けて、自分の身体を感じることのできる環境をつくることが重要である」と述べている[4]。

　なお、表4に示す「安楽」とも重なる

表4 「安楽」の概念化

①危険がないこと
②人間らしい生活・日常生活を過ごせること
③その人らしい
④気持ちいい、心地いい、楽、快適
⑤精神的・身体的に苦痛がない状態
⑥安楽な体位
⑦家族がつらいと思わない

佐居由美：看護実践場面における「安楽」という用語の意味するもの. 聖路加看護大学紀要 2004；30：8. より引用

が、その人らしい動きを邪魔せず、むしろその人が求める動きが誘発されるようなポジショニングをめざすことが大切である。そのためには、インターフェイスとなる体圧分散寝具の構造・機能、寝床環境と居室環境について考慮することが求められる。

褥瘡予防に関する啓発に伴い、さまざまな構造・機能を有するマットレスの開発が進んでいる。

マットレスの構造は、図2に示すように「沈める」「包む」の機能の組み合わせが基本である。この組み合わせ次第で、患者にさまざまな影響を与える。圧再分配＝良好な体圧分散状態を引き出すためには、「沈める」「包む」機能が重要で、身体全体がマットレスに沈み込むようなイメージとなる。しかし、この状態は、先の指摘から考慮すると患者の動きを抑制するほか、身体が沈み込むことで気流が発生せず、発汗の原因となる。そこで、寝床環境への影響を考慮することが必要になる。寝床環境は寝床気候（microclimate：マイクロクライメット）ともいわれ、「寝具・寝衣によって形成される就寝時の気候を寝床気候といい、快適な寝床気候は、一般に温度33±1℃、湿度50±10％、不感気流0.3m/秒」とされる[5]。マイクロクライメットは、褥瘡進行の危険因子として認識されている。

マイクロクライメットは、以下のように解説されている。

「一般的に皮膚と支持面間の温度と湿度の状態のことを指す。皮膚温度の上昇は、動物実験とパークベンチ体位（側臥位）で外科手術を受ける患者において、褥瘡の進行リスクと関連づけられた。発汗、失禁、創傷/瘻孔ドレナージなど、数多くの原因によって皮膚と支持面との接触面で水分レベルが高まる。これによって、皮膚が弱まり、皮膚と支持面間の摩擦量が増大し、褥瘡が進行する可能性がある。このようにして、水分レベルが高いとずれが大きくなり、組織が損傷する可能性も高まる」[6]。

このことは、「温度・湿度と人体」の関係から容易に考察できる。高温・多湿の環境では発汗し、発汗しやすい状態は皮膚の脆弱性を高めることにつながり、褥瘡発生の可能性を高める。そのため、環境の調整が必要になるが、寝たきりの患者では空気調整装置など

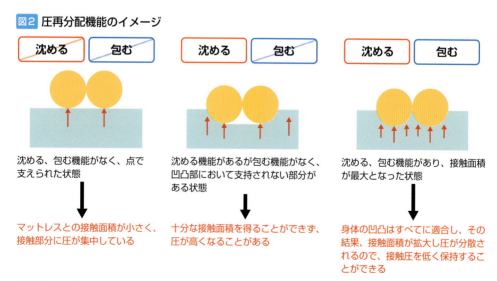

図2 圧再分配機能のイメージ

須釜淳子：陰圧ケア．ナースのためのアドバンスド創傷ケア．真田弘美, 大浦紀彦, 溝上祐子, 他編. 照林社, 東京, 2012：3．より引用

を用いて人工換気をする以外、他者が行わなくてはならない。また、寝床環境の調整では、室内環境への調整を同時に行わなくてはならない。

　病床環境という観点から、入院や施設入所という生活の場に応じた調整と介入という視点もポジショニングには重要となる。身体の苦痛とともに、生活行動・空間を制限されるため、心身ともに快適な状態を提供し、闘病意欲を喚起するほか、療養環境として整えるというのがケアの基本である。特に、ポジショニングは、生活の場がベッド上になった患者に必要な技術であるため、療養/生活環境として居室環境を考えなくてはならない。

　居室環境へのポジショニングにとって重要な視点とアセスメント内容について、表5にまとめる。

表5 居室環境とポジショニング・ケアとしての視点とアセスメント

視点	アセスメント
健康的な生活条件の充足	●環境阻害要因のアセスメント ・室内気候、空気の清浄、光、音、臭気、色彩、物品、空間、薬剤、物理的影響、病原微生物、人的要因、制度・社会的要因
通常の生理機能を十分に発揮できない状態へのケア	●疾病への悪影響に関する理解 ・疾病の理解と進行、治療方法と経過 ●患者個々の生理機能の理解 ・検査結果
生活行動の変化に応じた快適な環境	●季節変動、日内変動、年齢・発達 ●環境要因調整の方法の具体 ●患者個々の環境に関する嗜好
治療上必要となる特殊な環境の維持	●環境阻害要因に関する定期的なチェック ●患者個々の特殊性に対するケア方法の良否

2 ポジショニング技術

　ポジショニング技術として重要になるのは、①創傷への負担を最小とする、②安楽の追求を図る、が挙げられる。

①創傷への負担を最小とする

　体位変換による創傷の悪化を予防するためには、「創サイズの拡大予防」「ポケット形成の回避」「病態の難治化の回避」の3項目が重要と考えられる。この3項目は、いずれも圧力、摩擦とずれに関係する内容である。

　圧力とは、「皮膚の表面に力が垂直に加えられると、皮膚および皮下組織に圧力が発生する。この圧力は組織を圧迫し、皮膚や軟部組織（皮下脂肪や筋肉など）を歪めたり変形させたりする。軟部組織の変形は、骨突出の上に圧力を加えると増大する」とされる[7]。また、摩擦とずれは、「摩擦、ずれ、圧力の発生には相関関係がある。摩擦とは、2つの物体が接触し、互いに相対的な運動をする際に発生する力を指す。例えば、重力によって患者がベッドから滑り落ちると、皮膚と支持面との間に摩擦が発生する。一部の圧力要素なしに摩擦が発生することはない」とされる[7]。

総論

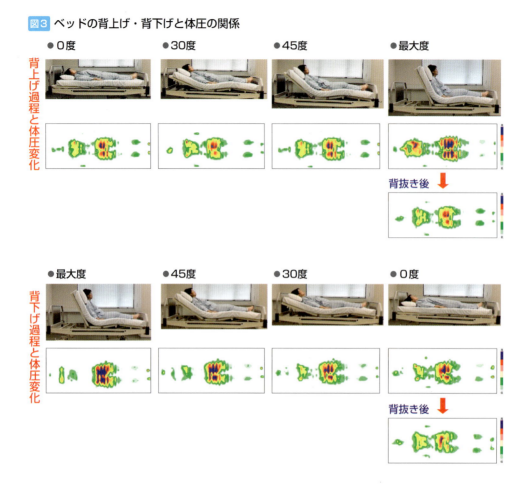

図3 ベッドの背上げ・背下げと体圧の関係

このことは、図3に示す「ベッドの背上げ・背下げと体圧の関係」からも説明できる。背を上げると、重力の関係からベッドの挙上角が上がるとともに、身体は下方へ下がるという相対的な運動が起こる。そこで、背中はベッドが上がる＝ベッドが背中に押し付けられる（摩擦）という刺激と、身体が滑り下がる（ずれ）という刺激が起こる。背上げによって生じた摩擦とずれは、体圧が徐々に上昇するということに確認されるように、摩擦・ずれ・圧力の発生には相関関係がみられる。

身体の角度を変えるほか、ポジショニングのためにクッションを挿入し仰臥位から側臥位にする場合にも、挿入したクッションに身体を預ける（摩擦）と、重力方向に身体が引っ張られることによって生じるずれが発生し、体圧（圧力）にも影響する。そのため、ケア時には必ず摩擦・ずれ・圧力を調整するケアを行わないと、創傷が引っ張られるなどの原因から、悪化・複雑化・難治化する恐れがある。

ポジショニングは、自力では動けない人へのサポートとして行うケアであるが、サポートするケアのなかに悪影響を及ぼす要素があることを理解し、徹底的にその要素を調整・緩和させるまでを意識することが重要となる。このことは、次に述べる「安楽の追求」にも関係する。

②安楽の追求を図る

　安楽の追求とは、自力で動けない人をサポートする際に、動く＝動かすことの最大のメリットを追求することと同義である。動くこと（体位変換）は自然の行動であるため、健康なときにはそのメリットをあまり意識することはないかもしれない。その効果は、血流改善、筋萎縮への予防、関節可動への刺激、臥床内環境の改善など多数ある。例えば、臥床中の寝心地が悪いとき、健康な人は寝返りを打ったり、腰を浮かす、首を持ち上げる、足の置き場所を変えるなど、さまざまな活動を複数回行い、心地よく・安定する位置（体位）を自分で作り出す。しかし、褥瘡を発生するような患者はこうしたことが自力で行えないことが多く、ケアを必要とするため、患者が心地よく、安定で不快でない状態を、ポジショニング技術としてもたらすことが求められる。

　また、臥床以外でも、日常生活におけるさまざまな場面で心地よく、安定して不快でない状態が提供されなくてはいけないことを忘れてはならない。

　ケアする側は、「食事のため」「安楽な呼吸のため」「褥瘡予防のため」など、ポジショニングするための主目的をもって実施する。そのため、「身体を動かす」という一連のケアであるという認識が薄くなる。しかし、患者にとっては、呼吸が苦しくては食事どころではないし、安楽で心地よくなくては食事をおいしく摂取できない。こうした、患者の生活全体をサポートするためのケアの1つとしてポジショニングがあるということを忘れてはならない。

　安楽の追求により、患者の苦痛を最小にすることができる。苦痛を最小にすることはリラックスにつながり、筋緊張を緩和する。筋緊張の緩和は変形や拘縮予防につながり、好循環に至る。われわれは、褥瘡予防や変形・拘縮を悪化させないためにポジショニングを実施する。しかし、このケア自体が痛みを伴い、患者に苦痛や恐怖を与えることになることも予測し、ケアを実践することを忘れてはならない。

3 ポジショニングとQOL

　ケアの最終目標はQOLの向上である。ポジショニングにおいてもQOLの向上をめざし、どのような物品をどのように使い、どのような方法でケアすることが重要か常に意識し、研鑽する必要がある。そのためには、寝床環境全体を視野に入れ、活動と安寧の好循環にどのように効果をもたらすかという視点をもち、どのように症状・現象を評価するかが重要である。

　安楽の追求の意義は、「“気持ちよさ”が自律神経活動を調節し、苦痛症状をまねくような交感神経を抑える可能性があるとすれば、交感神経の異常な活動による症状が軽減されることが考えられる。（中略）“気持ちよさ”によって苦痛や不安が軽減し、心身の休息、次の活動への力が得られるのであれば、このようなケアは、患者の入院生活におけるQOLを高めるために非常に重要である」とされている[8]。

　「QOLの向上」は、最終目標として常に意識されなくてはならない。そのためのケアとして何がどのように必要なのか理解し、実践することが大切である。

　ポジショニングにおいては、患者を取り巻く寝床環境という視点が特に重要である。今一度、「病床環境」を「寝床環境」という視点からとらえ直してみることで、何をしなく

てはいけないか、ということが明確になるのではないだろうか。

引用文献

1. 大久保暢子，牛山杏子，鈴木恵理，他：看護における「ポジショニング」の定義について．日本看護技術学会誌 2011；10（1）：121-130.
2. EPUAP，NPUAP，PPPIA：褥瘡の予防と治療 クイックリファレンスガイド日本語版．真田弘美，宮地良樹 監訳．メンリッケヘルスケア，2014：22.
   http://www.molnlycke.jp/Documents/JPN/Wound%20Care/v 2 _Japan_Quick%20Reference%20Guide.pdf（2018/9/5アクセス）
3. 佐居由美：和文献にみる「安楽」と英文献にみる「comfort」の比較．聖路加看護大学紀要 2004；31：1-7.
4. 諸橋勇：脳血管障害のリハビリテーション．EB nursing 2011；11（2）：162 -164.
5. 岩脇陽子：環境の調整 ベッドメーキング．パーフェクト看護技術マニュアル―実践力向上をめざして―．種池礼子，岡山寧子，中川雅子 編．照林社，東京，2004：141.
6. 世界創傷治癒学会コンセンサスドキュメント：褥瘡予防におけるドレッシング材の役割．Wounds International，2016：7.
7. 世界創傷治癒学会コンセンサスドキュメント：褥瘡予防におけるドレッシング材の役割．Wounds International，2016：6.
8. 江上京里：「気持ちいい」の次に何が起こるのか？．EB nursing 2008；8（4）：402.

トータルケアに導くポジショニングの理論

保健医療現場では、一般的にポジショニングとは、体位変換や、体位調整、臥位管理などの意味で使われていることが多い。このポジショニングの効用として、総合的な観点からとらえる重要性を指摘したい。
それが「トータルケアに導くポジショニング」である。

第1章 トータルケアに導くポジショニングの理論

ポジショニングにおける身体の理解

最外層にある皮膚、皮膚につながる軟部組織を感覚センサーとして考える

ポジショニングを行う際は、まず、体位変換や介助動作、同じ姿勢を続けることが与える影響などを考慮する。そして、マットレスやクッションなどの支持体（物）と身体との摩擦や圧迫、ずれなどの外力をなるべく生じさせないようにサポートしながら、適切な姿勢アライメントを設定することが重要である。例えば、皮膚に圧やずれ、痛みや不快な刺激が加わると防御反応が生じると同時に、交感神経が緊張することによって筋緊張も高まる（図1）[1]。

そこで、「身体」とひとくくりにとらえるのではなく、身体の最外層にある「皮膚」がどのような機能と構造を有しているのかを理解することが、ポジショニングを行う際にも重要になる。皮膚は、摩擦や圧迫、ずれなどといった外界からの微細な変化を察知する感覚センサーであること、そして、身体を保護する組織であるととらえることが重要である。そのうえで、丁寧かつ繊細なケア実践（ポジショニング）を行う必要がある。さらに、皮膚につながる筋肉や関節周囲組織などの軟部組織も感覚センサーとして認識することで、ポジショニングを行う際、患者にとって快適で安寧な状況を作り出すことができる。

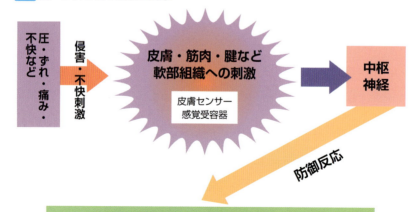

図1 圧・ずれなどの刺激と反応

北出貴則：ポジショニング・シーティング．がん患者の褥瘡ケア．祖父江正代，近藤まゆみ 編，日本看護協会出版会，東京，2008：43．より引用

皮膚の構造と機能を理解する

　皮膚は全身を覆う丈夫な被膜である。総面積は成人でおよそ1.6m²、厚さは皮膚本体で数ミリ、重量は約3kgで、皮下組織まで加えると約9kgといわれている。これは、体重の約14％に及ぶ[2]。皮膚は、上皮組織からなる「表皮」、線維性結合組織からなる「真皮」、疎性結合組織からなる「皮下組織」の3層で構成されている。皮下組織には脂肪細胞が集まっており、皮膚本体と骨格・筋をつないで、皮膚が身体の動きを妨げないようにしている。また、皮下組織に脂肪を貯蔵することによって熱放散を防いだり、クッションの役割を果たしている[2]。皮膚の構造を図2に、皮膚の主なはたらきを表1に示す。

図2 　皮膚の構造

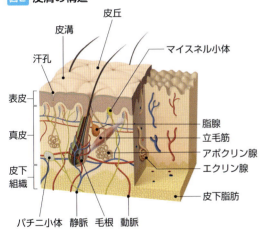

表1 　皮膚の主なはたらき

①身体内部を外界の影響から保護する
②外界についての情報を感覚として受け取る
③発汗や血流調節によって体温を調節する
④水分や一部の物質を汗として排出する
⑤緻密な皮膚は水分の過剰な蒸発を防ぐ
⑥皮膚に含まれるメラニンは、発がん性のある紫外線が皮膚深部に到達することを防ぐ
⑦吸収機能（経皮吸収）がある

感覚受容器を理解する

　皮膚や軟部組織には多数の感覚受容器が存在しているといわれている。傳田は、皮膚は外部環境のセンサーであるとし、機械的刺激（触圧覚）を感じる4つの感覚受容器（メルケル盤、ルフィニ終末、マイスネル小体、パチニ小体）があるとしている[3]。メルケル盤は局所的な圧力を感じ、ルフィニ終末は皮膚が引っ張られたりして変形したときにそれを感知し、マイスネル小体は触られた刺激を感知する。パチニ小体は無毛部・有毛部を問わず、真皮下層や皮下組織に存在している。感度がよく皮膚への接触を最初に感知する（図3）[3,4]。また、毛も敏感な触覚器官であると述べている（図4）[3,4]。

　その他、機械的刺激や痛み、温度刺激や化学刺激などの異なる刺激に対する応答は、自由神経終末（無髄神経C線維、ポリモーダル侵害受容器）が担っているとしている[3,4]。

　また、筋・腱・関節周囲組織などの運動器には、筋紡錘や腱器官、機械受容器（ルフィニ終末・ゴルジ終末・パチニ小体など）があり、筋張力調節や関節の位置の感覚、動きの感覚、振動刺激に関与する[5]。

患者の受容感覚に配慮し、快適なポジショニングを行う

　体位変換の際は、患者の皮膚状態を考慮し、どうすれば快適かを評価することが必要である。体位変換によって期待通りの反応が得られない場合は、体位変換の頻度と方法を再検討しなければならない[6]。なお、体位変換は、身体の脆弱な部位への圧迫持続時間や圧力を減少させるため、および快適性・衛生状態・尊厳・機能的能力を保つために行われる[7]。快適性や安楽は、患者自身が受けている感覚（受容感覚）であり、ポジショニングの実施では、いかに患者の受容感覚を察するかが重要である。

第1章　トータルケアに導くポジショニングの理論

図3 機械的刺激を受け取る無毛皮膚の4種類の受容器

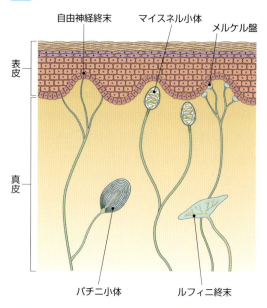

	信号が短い	信号が持続する
浅い	マイスネル小体 低周波の震動、握る力の制御	メルケル盤 物体の縁、形と質感
深い	パチニ小体 高周波の震動、道具を通じた感覚	ルフィニ終末 皮膚の引っ張り

- メルケル盤は表皮のいちばん深いところ、乳頭間溝の真皮との境界部にある。マイスネル小体はこの境界を挟んだ真皮の最も浅いところ、乳頭間溝の間にある。
- パチニ小体とルフィニ終末は真皮の深いところにある。マイスネル小体とパチニ小体から信号を受け取る神経線維は、身体的接触が持続する場合でも、接触の開始と終了の瞬間だけ脳に信号を送る。
- ルフィニ終末とメルケル盤から信号を受け取る神経線維は、接触刺激が続いている間ずっと脳に信号を送り続ける。
- 自由神経終末はある種の化学物質や温度、痛み、かゆみのセンサーとなる。

デイヴィド・J・リンデン 著，岩坂彰 訳：触れることの科学．河出書房新社，東京，2016：55．より引用

図4 有毛皮膚の神経

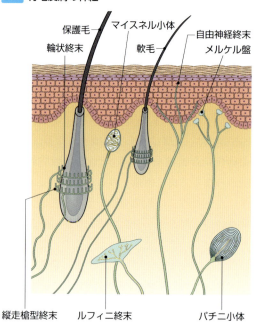

- 保護毛の毛包を取り囲む最外層にメルケル盤の塊がある。縦走槍型終末と輪状終末は保護毛にも軟毛にもある。
- 槍型終末は少なくとも3種類あり、それぞれが毛の動きに対してわずかに異なる信号を発する。
- 無毛皮膚と有毛皮膚の触覚センサーは共通点も多く、発生上関連しているが、本質的には別種の器官であり、それぞれが異なる種類の触覚刺激を検出できるよう進化してきたとされている。

デイヴィド・J・リンデン 著，岩坂彰 訳：触れることの科学．河出書房新社，東京，2016：65．より引用

　しかし、患者の受容感覚は主観的感覚であり、どのように感じているかについて察することは容易ではない。患者とコミュニケーションが取れる場合は、「快適ですか？　楽ですか？　不快なところはないですか？」などと声かけをし、患者の言葉や反応から確認できる。しかし、患者の全身状態や状況によってはコミュニケーションが十分取れないことも多く、判断が難しいこともある。そのような患者の受容感覚は、どのように察すればよいのであろうか。実際の臨床では、表情やしぐさ、顔面・頸部・四肢筋群の緊張度合いや呼吸様式、呼吸数などを観察し判断を行っていることが多いのではないだろうか。ケア介入を行い、その評価からケア実践を判断することは重要な過程である。

　しかし、ポジショニング実践においては、患

図5 ポジショニングの実施では、いかに患者の受容感覚を察するかが重要

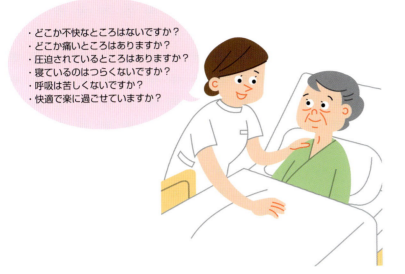

・どこか不快なところはないですか？
・どこか痛いところはありますか？
・圧迫されているところはありますか？
・寝ているのはつらくないですか？
・呼吸は苦しくないですか？
・快適で楽に過ごせていますか？

者が学習することを考慮しなくてはならない（図5）。患者にとって痛く、心地が悪いポジショニングを行えば、「横に向くことは、痛く、つらいこと」と学習してしまい、ポジショニングを行う前から緊張してしまうだろう。そのため、ポジショニングを実施する前から患者の受容感覚を推察し、快適で安楽な方法と実践を計画しなくてはならない。

＊

このように、皮膚や軟部組織にはさまざまな感覚受容器がある。これらの感覚受容器が、感覚センサーとして日常生活におけるさまざまな活動に大きな役割を果たしている。皮膚や軟部組織に存在する感覚受容器は、ポジショニングにおける身体への接触や刺激などによって反応を起こす。患者にとって快適で安楽なポジショニングを行うためには、外部環境からの刺激を考慮して、患者の受容感覚にいかに配慮できるかが大切である。

引用文献

1. 北出貴則：ポジショニング・シーティング．がん患者の褥瘡ケア．祖父江正代，近藤まゆみ 編，日本看護協会出版会，東京，2008：43.
2. 坂井建雄，岡田隆夫：系統看護学講座 専門基礎分野，人体の構造と機能① 解剖生理学．医学書院，東京，2014.
3. 傳田光洋：皮膚は考える．岩波書店，東京，2005：42-43.
4. デイヴィド・J・リンデン 著，岩坂彰 訳：触れることの科学．河出書房新社，2016：54-67.
5. 乾敏郎 監修，電子情報通信学 編：現代電子情報通信選書 知識の森，感覚・知覚・認知の基礎．オーム社，東京，2012：40.
6. EPUAP, NPUAP, PPPIA：褥瘡の予防と治療 クイックリファレンスガイド日本語版．宮地良樹，真田弘美 監訳，ケープ，2010：12.
7. EPUAP, NPUAP, PPPIA：褥瘡の予防と治療 クイックリファレンスガイド日本語版．真田弘美，宮地良樹 監訳，メンリッケヘルスケア，2014：22-23.
http://www.molnlycke.jp/Documents/JPN/Wound%20Care/v2_Japan_Quick%20Reference%20Guide.pdf（2018/9/5アクセス）

| 第1章 | トータルケアに導くポジショニングの理論 |

動きのつながりと姿勢アライメント

身体の動きのつながり

身体は、皮膚や皮下組織、筋膜、筋群、関節（関節周囲組織）や骨でできている。骨格は、頭部、頸部、体幹、上肢、下肢からなり、関節を介して皮膚や筋膜、皮下組織や筋群などでつながり、皮膚や軟部組織などによって動きが伝わる仕組みになっている。

皮膚は、身体のすべてを覆っているストッキングやタイツのようなものであり、どこかを動かそうとすると、ある部分の皮膚が動き、その動きは全身に影響を与える。例えば、伸縮性のないストッキングを全身に被ったとしよう。背中や下肢後面のストッキングをたぐり寄せて摘まもうとしても、ストッキングが伸びず、動きにくいことが想像できるだろう。ポジショニングを実施する場合、このように、「動きにつながりが生じる」ことをしっかり意識することが大切である。

随意的・不随意的反射と感覚受容器

ポジショニングの際に、頭部や体幹にわずかな傾きが生じたとしよう。その傾きは、意識して随意的に起こるものと、無意識・不随意的に起こる反射・反応によって調整される。四肢や体幹にある感覚受容器からの刺激に対してどの

ように応答するかによって、随意的と不随意的との差が生じる。感覚の分類を表1に示した。

ポジショニングでは、皮膚感覚や深部感覚が重要である。皮膚感覚には、触覚、圧覚、痛覚、温度感覚、振動覚を感受する受容器が存在するが、触覚、圧覚、温度感覚は刺激が強くなると、すべて痛みとして感じるようになる。

感覚受容器に加えられた刺激に対応して、反射的に筋が適切に緊張し、身体の位置や姿勢、運動の平衡を維持する。これを姿勢反射という。姿勢反射とは、それぞれの中枢神経のある部位に反射中枢が存在し、反射中枢で送られてきた情報を制御・調整することである[1]。表2に、姿勢反射と自動反応の統合レベルを示す。

姿勢アライメントと反射・反応

皮膚は生体を保護している組織体であるが、圧迫や外力などが加わることによって褥瘡が発生する。褥瘡は「予防に始まり予防に終わる」といわれるように、何よりも予防が重要である。そのためには、皮膚がもつさまざまな機能を考慮して、全体を把握して予防活動を行う必要がある。

日本褥瘡学会では、ポジショニングの定義を「運動機能障害を有する者に、クッションなどを活用して身体各部の相対的な位置関係（アライメント）を設定し、目的に適した姿勢（体

表1 感覚の分類

体性感覚	皮膚感覚、深部感覚
内臓感覚	内臓痛覚、臓器感覚
特殊感覚	視覚、聴覚、味覚、嗅覚、平衡感覚

齋藤宏, 矢谷令子, 丸山仁司：姿勢と動作 ADLその基礎から応用 第3版. メヂカルフレンド社, 東京, 2010：17. より引用

表2 姿勢反射と自動反応の統合レベル

大脳皮質	● 眼からの立ち直り反射 ● 平衡反応 ● 把握反応
基底核	● 習慣性運動 ● 巧緻運動遂行のための姿勢保持
中脳	● 迷路からの立ち直り反射 ● 頸、体からの立ち直り反射 ● 交差性移動パターン
橋・延髄	● 緊張性頸反射 ● 緊張性迷路反射 ● 連合反応 ● 同側性移動パターン
脊髄	● 陽性支持反応 ● 伸筋突伸 ● 交差伸展反射 ● 逃避反射 ● 伸張反射

齋藤宏, 矢谷令子, 丸山仁司：姿勢と動作 ADLその基礎から応用 第3版. メヂカルフレンド社, 東京, 2010：33. より引用

位）を安全で快適に保持することである」としている[2]。では、アライメントを設定する際に、どの程度このことに留意する必要があるのだろうか。

褥瘡予防を目的とするポジショニングの多くは、褥瘡発生の好発部位（仙骨部、尾骨部、踵部、大転子部など）に発生する局所的な圧迫やずれを回避するために行われる。しかし、動きや姿勢アライメントから考察すると、局所的な圧迫やずれを回避するだけでなく、安全で快適な姿勢保持（姿勢アライメント）を設定することが目標になる。

通常、座位や立位、歩行といった動作においては「バランス」が必要だと考えるだろう。し

かし、安定的で安楽にみえる臥位においても、人はバランスを取っているのである。臥位は、マットレスなどとの支持面積が最も広い姿勢であり、重心が最も低く安定した姿勢である。身体を支えているマットレスが軟らかすぎると沈み込みが生じ、マットレスの沈み込みに応じた姿勢アライメントとなりやすい。

また、半側臥位では背部や骨盤にクッションを設置するが、頭部は正中位となるようバランス機構が働く。これを傾斜反応という（図1）。傾斜反応とは平衡反応の一種であり、支持面の傾斜が起こった場合に、頭部や体幹を傾斜させた方向とは反対の方向へ起こし、上肢や下肢もバランスを崩さないようにする反応である。なお、平衡反応とは、ヒトがいろいろな姿勢や動作を行う際に、バランスを保持したり修正したりする反応の総称である。

表3に、動きのつながり（姿勢アライメントの変化）やバランス反応が生じやすい場面をまとめた。ポジショニング・シーンのあらゆる場面が該当することが理解できるだろう。身体を動かすことが姿勢アライメントへ影響し、反射・反応を引き起こすメカニズムに至ることが理解できる。

姿勢の保持と安定性

これまでに述べたとおり、ポジショニングにおいて「姿勢アライメント」を意識することは、「動きのつながり」を考慮することになる。「動き」＝「姿勢保持と動作遂行」は、神経系の制御のもとに筋活動が起こり、筋収縮で発生した張力が骨や関節に及ぶことによってなされる[3]。そのため、姿勢や動作に関する身体組織についての理解が必要になる。

姿勢の安定性は、"平衡状態からの変位に対する物体の抵抗"と定義され、平衡状態を維持しようとする性質をいう[4]。表4に、姿勢の安定性に関係する要素を示す。なお、静止姿勢は

図1 仰臥位と比較した半側臥位の姿勢変化、傾斜反応、アライメントの変化

● 仰臥位

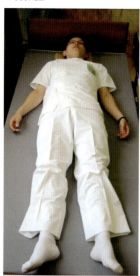

- 頭部は正中位をとる
- 対称的な姿勢
- 上腕外旋、前腕回内位
- 下肢外旋位

● 半側臥位（肩〜骨盤に楔型クッションを設置）

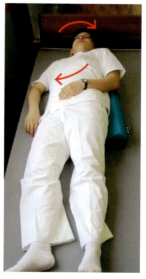

- 上体は傾いているが、傾斜反応により頭部は正中位をとる
- 非対称な姿勢
- 右上肢外転位、左下肢内転位

表3 動きのつながり（姿勢アライメントの変化）やバランス反応が生じやすい場面

- 身体にクッションなどを用いてサポートをするとき
- 背上げや背下げを行うとき
- 軟らかいマットレスに臥床するとき
- 体位変換や姿勢修正、動作介助を行うとき
- 姿勢保持（臥位姿勢、座位姿勢）など

表4 姿勢の安定性に関する要素

- 支持基底の面積
- 支持基底と重心線の関係
- 重心の高さ
- 物体の質量
- 摩擦力
- 構造の分節性
- 心理的要因
- 生理学的要因

齋藤宏，矢谷令子，丸山仁司：姿勢と動作 ADL その基礎からの応用 第3版．メヂカルフレンド社，東京，2010：8-9．を参考に作成

力学的に平衡状態にあるが、なんらかの外力が加わるとその平衡状態が破られる[4]。

ポジショニングは、「ある姿勢から別の姿勢に動かすこと」＝「静止姿勢を崩すこと」＝「平衡状態が破られること」を繰り返して行うことである。これらのことを理解して、ポジショニングを実践することが重要である。

> **ここがポイント！**
>
> ポジショニングは、「ある姿勢から別の姿勢に動かすこと」＝「静止姿勢を崩すこと」＝「平衡状態が破られること」を繰り返して行うこと

引用文献

1. 齋藤宏，矢谷令子，丸山仁司：姿勢反射．姿勢と動作ADLその基礎から応用 第3版．メヂカルフレンド社，東京，2010：33．
2. 一般社団法人日本褥瘡学会ホームページ用語集：ポジショニング．http://www.jspu.org/jpn/journal/yougo.html#positioning（2018/9/5アクセス）
3. 齋藤宏，矢谷令子，丸山仁司：姿勢と動作にかかわる身体構造と機能．姿勢と動作ADLその基礎から応用 第3版．メヂカルフレンド社，東京，2010：15．
4. 齋藤宏，矢谷令子，丸山仁司：身体力学．姿勢と動作ADLその基礎から応用 第3版．メヂカルフレンド社，東京，2010：8．

第1章 トータルケアに導くポジショニングの理論

サポート（身体支持）実施時に知っておきたい知識

サポートの3要素

ここまで、ポジショニングにおいて皮膚や身体の構造、動きのつながり、姿勢アライメント、反射・反応に留意することがいかに重要かを解説してきた。

そのうえで、ポジショニングと非常に重要な関係にある「サポート＝身体を支える（身体支持）」についてみていこう。通常、ポジショニングで身体をサポートする際にはクッションなどを用いるが、身体のどこを、どの程度、どのようにしてサポートするのかについては、現在、決まった法則や方法はない。ポジショニングを実施する者が、それぞれの考え方や経験に基づいて行っているというのが実情である。

サポートをより意識し、質の高いポジショニングを実施するためには、サポートの3要素（表1）が重要となる。

> **ここがポイント！**
> サポートの3要素は、「ホールドする」「アシストする・支援する」「ストップする」

サポートの目的と定義

サポートを行う際には、身体の重み（重量）を考慮することが重要である（図1）。さらに、クッションなどで圧再分配を図る際には、荷重を別の場所に移動（荷重移動）させることが必

表1 サポートの3要素

要素1	ホールド（hold）する	身体の重みを受けること
要素2	アシスト（assist）する・支援する	保持しながら動きを出させる、動きやすくさせること
要素3	ストップ（stop）する	動きを止める、崩れや滑りを止め、固定すること

図1 身体各部の重量（%）

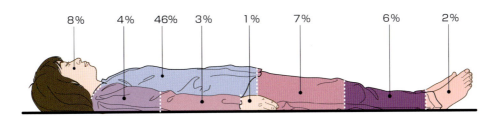

小原二郎：人間工学からの発想—クオリティ・ライフの探求. 講談社, 東京, 1982：57. を参考に作成

要であり、サポートの仕方が重要となる。また、どのような目的で、どのような体位（姿勢）保持で、身体をどの程度、どのようにしてサポート（支持）するかが大切である。そして、身体のどこまでをサポートするか（範囲）も考慮しなくてはならない（表2）。

前述のように、日本褥瘡学会におけるポジショニングの定義は、「運動機能障害を有する者に、クッションなどを活用して身体各部の相対的な位置関係（アライメント）を設定し、目的に適した姿勢（体位）を安全で快適に保持すること」とされている[1]。しかし、どのようにして姿勢を保持（サポート）すればよいのかは記述されていない。安全で快適に姿勢アライメントを設定しながら身体をサポートすることが基本である。そこで、ここでは「身体のサポート（支持）」を次のように定義する。

> 身体のサポートとは、「姿勢全体や身体各部（重量や荷重）をマットレスやクッションなどによってつくられる身体支持面*で受けることにより、姿勢アライメントの設定や調整、動きや活動の支援を行うこと」
> *身体支持面：マットレスやクッションなどによってつくられる身体支持面については、臥位姿勢〜座位姿勢を支持するベッドなどの寝床環境や車椅子を含む。

褥瘡予防のポジショニングでは、身体の重みを圧再分配させることが重要である。身体の重みを軽減または解消させるためには、"浮かせる"という方法がある。これは、ベッド上でいえば、身体と接触しているマットレスから身体の一部を完全に離すことである。どの程度浮かせばよいか定かではないが、離すことによって、接地している面に加わっている荷重（体圧）はなくなると考えられる（図2）。

> **ここがポイント！**
> 褥瘡予防のポジショニングでは、身体の重みを圧再分配させること、つまり、"浮かせる"ことが重要

臥位姿勢の特徴

体位の違いによって、支持面積や体圧部位、姿勢アライメント、安定性が異なることに留意する必要がある。臥位姿勢は、さまざまな姿勢のなかでも最も重心が低く、支持面積が広いため、姿勢自体の安定性が最も高い。しかし、支持面との摩擦も大きくなり、動きにくい姿勢ともいえる。主な臥位姿勢を表3に挙げる。

ポジショニングにおいては、一般的に仰臥位、半側臥位、半腹臥位、腹臥位で行われることが多い。これらの体位になるように体位変換を行い、クッションなどでサポートすることが必要である。表4に、仰臥位と側臥位の特徴を示す。

表2 サポート（支持）の範囲

①褥瘡予防マットレスで身体全体をサポート
②クッションなどを用いて、上肢・下肢・体幹（片側など）の身体各部をサポート
③半身（上半身、下半身〈両下肢〉）をサポート

図2 身体の荷重の原理

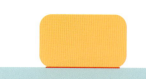
接地面と物体が接地している。
接地面に荷重が加わっている

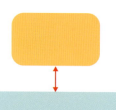
接地面と物体が離れている。
接地面への荷重はなくなる

圧の移動

仰臥位における圧の移動について考えてみよう。仰臥位で最も体圧が高くなるのは、仙骨部または踵部である。特に踵部では、マットレスの種類に関係なく高圧部位であるという認識が必要である。

例えば、エアマットレスでは圧切替機能があるため、普通のマットレスに比べて褥瘡の予防効果も高いと思いがちであり、踵部にも部分圧があまり生じていないように考えられがちである。しかし、実際に圧を測定すると、踵部はどのマットレスを使用した場合でも高圧なことがわかる（表5）。

通常は、クッションなどを用いて高圧部位である仙骨部や踵部を浮かせて圧再分配を図る。しかし、圧はほかの部位に再分配される（＝圧が移動（荷重移動）する）ため、高い圧がどこに移動したかを観察する必要がある。これは、

仰臥位時に頭部を少し上げる際や、膝を立てる（背殿位）などの日常的な動きのなかでも生じるため注意が必要である（図3）[2]。

足上げ機能を使って膝上げをする場合、角度が上がるにつれて上半身（頭部方向、上方向）に体圧は移動していく（図4）。また、背上げの場合にも、体圧は足元方向（踵方向）に移動していく（図5）ことから、ベッドの操作によって体圧の移動が伴うことを念頭におく必要がある。

表3 主な臥位姿勢

- 仰臥位（背臥位）
- 側臥位
- 腹臥位
- 半側臥位
- 半腹臥位
- 背殿位
- 屈曲側臥位
- シムス位
- トレンデレンブルグ姿勢　など

表4 仰臥位と側臥位の特徴

	仰臥位	側臥位
身体支持面と大きさ	●身体後面 ●支持面が広い	●身体側面 ●支持面が狭い
姿勢の安定性	●高い	●低い（不安定）
身体の圧迫部位	●身体の後面に荷重が加わる ・後頭部、肩甲棘部、棘突起部、仙骨部、尾骨部、腓骨部、外果部、下腿外側、踵部など。特に背部、仙骨部、踵部の圧が高い	●身体の側面に荷重が加わる ・耳、肩、胸郭、腸骨部、大転子部、大腿外側、膝部、腓骨部、外果部、踵部など。特に下側の肩や胸郭、腸骨部、大転子部の圧が高い
姿勢アライメント	●伸展位傾向 ・腰椎前弯、頸椎伸展、上腕外旋、前腕回内、下肢外旋位	●屈曲位傾向 ・脊柱屈曲・側弯、頸部屈曲、上肢・下肢屈曲位

表5 マットレスの違いによる踵部圧（背上げ・膝上げ0度の場合）の例

マットレスの種類	仙骨部	右踵部	左踵部
標準マットレス	45.1mmHg	73.6mmHg	59.4mmHg
褥瘡予防マットレス（ウレタン）	32.9mmHg	83.4mmHg	53.7mmHg
エアマットレス	8.5mmHg	39.1mmHg	30.9mmHg

図3 日常生活で生じる圧の移動（健常者での体圧分布）

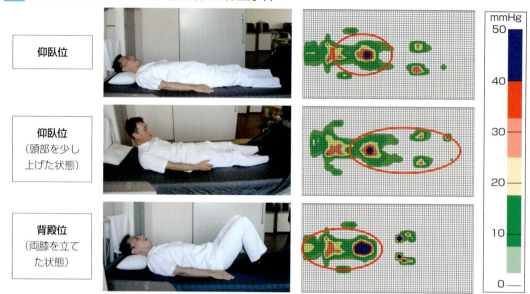

北出貴則：ポジショニング・シーティング．がん患者の褥瘡ケア．祖父江正代，近藤まゆみ編，日本看護協会出版会，東京，2009：42．より改変して転載

図4 体圧の移動：足上げ

● 0度

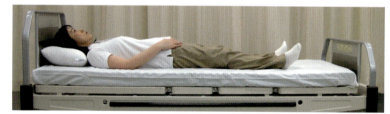
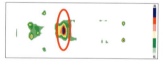

● 15度

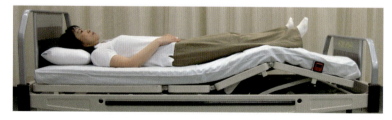
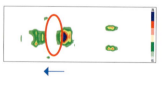

● 30度

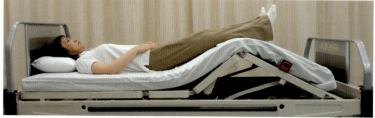
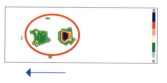

膝上げ角度を上げるごとに、殿部から上半身へ体圧が移動する。

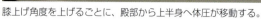　　　　　　　　　　　　　　　　　　　　← 圧の移動

ただし、体位・身体の動かし方と圧の移動（荷重移動）は、ある程度予想をつけることができる。ポジショニングを行う際には、「圧は移動する」ことをきちんと認識し、予測してケアすることが重要である。

> **ここがポイント！**
> ポジショニングを行う際には、「圧は移動する」ことを予測してケアする

クッション（支持体）の選び方

次に「サポートすること」をどのように実践に反映させるかについて述べよう。

サポートの仕方により、支持されている状態が変化することに気づくことが重要である。つまり、サポートの仕方次第で、姿勢や肢位の安定性や快適性、圧分散効果などに影響するほか、クッションの素材や形状、寸法などによっても支持されている状態に影響を与えることを意識しなくてはならない。例えば、クッションの素材によっては、流動性が高いものがある。それで身体をサポートする際、身体に直接用いると形状が変化し、姿勢位置やアライメント、四肢のポジションが変わってしまう可能性があるため注意する。

ここで、高い圧がかかる踵部のポジショニングを例に挙げて考えてみよう。

ポジショニングの目的は、踵部の圧再分配である。そこで、下腿に直接クッションを当ててサポートする。患者の下肢は、筋肉がなく痩せていることもあるだろう。踵部を浮かしつつ、下肢の安定性を図るために、5cm程度の厚みで、

図5 体圧の移動：背上げ

●0度

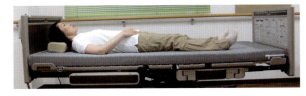
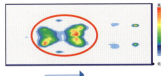

●30度

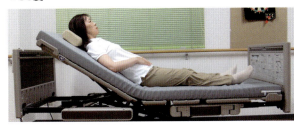
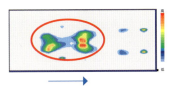

●60度

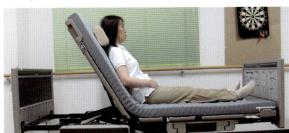
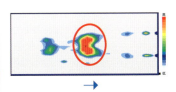

頭側挙上角が上がるごとに、殿部から下肢に体圧が移動する。

圧の移動 ➡

第 1 章　トータルケアに導くポジショニングの理論

下腿よりも長いクッションを用いて「holdする（踵部の重みを受ける）」ように行う。

そこで問題となるのは、サポートする際のクッションの当て方と選び方である。クッションを用いてサポート（支持）するということは、クッションで体重（下肢の重量）を受けるということである。クッションで体重（下肢の重量）を受けるということは、体重がクッションにのっていなければならず、体重がどのようにクッションにのっているかが重要となる。

また、長さの適したクッションを用いたとしても、どのようにサポートしているかが重要であり、下肢がのりやすく、体重を受けやすい素材のクッションを選択することが重要になる。「ただのせている」と「しっかり安定させてのせている」とでは大きく違ってくる。ただのせ

ている状態では、ポジションは不安定になり、クッションから足や手、身体がずれたり、傾いたり、落ちたりすることにつながり、結果的に褥瘡発生をまねくほか、不快感や痛み刺激を引き起こすことにもつながりかねない。

では、安定してのせるにはどのようなクッションがよいのだろうか。この場合は、クッションの素材や形状、大きさや厚みが影響する。表6に、主に直接的サポートを行う場合のクッションの大きさや素材による影響を挙げる。

ここがポイント！

下肢がのりやすく、体重を受けやすい素材のクッションを選択する

近年のポジショニング用のクッションは、軽

表6 クッションが及ぼすサポートへの影響

面積（クッションの大きさ、長さなど）	● クッションの面積が小さいと十分な支持が得られない ● クッションの支持面積が広いほうが安定性も高く、分散性、保持力に優れている ● クッションの長さがサポートする部位より短ければ、安定性は得られず、圧迫などの外力が加わる可能性がある ※踵部を圧迫回避のために浮かせようと下腿の長さより短いクッションでサポートを行っても十分なサポートが得られにくく、サポートの仕方によっては逆に圧迫が生じる可能性がある
厚み	● クッションが薄いと圧迫を回避するために浮かせることが困難になる。厚いと浮かせる高さも大きくなるが、別の部位に圧迫などの外力が生じる可能性がある（荷重移動） ※踵部を浮かせるために厚みのあるクッションを使用すれば踵部は十分に浮かせることができるが、下肢が上がりすぎてしまい、仙骨部や尾骨部、上半身へ荷重が移動し圧迫を生じてしまう
形状	● クッションの形状が身体に沿いやすいと支持（保持）がしやすく、身体がクッションになじみ、圧迫やずれを生じにくくする
素材（柔軟性、通気性、肌触りなど）	● 柔軟性がある素材のほうが支持力や保持力を高め、皮膚や軟部組織への刺激も緩和する。また、接触した際の肌触りや快適性にも影響する ● 素材が硬く柔軟性に欠ける場合は、肌触りが悪く、皮膚や軟部組織への刺激が強くなり、皮膚への圧迫やずれが生じるほか、不快刺激となる可能性がある ● 通気性が悪い素材は熱がこもりやすく、発汗しやすくなり皮膚の湿潤（浸軟）の原因となるほか、不快の原因となる。浸軟した皮膚は脆弱となり、皮膚損傷リスクを高める
重量	● 重量はなるべく軽いほうがよい。重量が重いと安定性は高いが、ケアスタッフらにとってはサポートする際や運ぶときの負担となる。また、乾燥や洗浄、消毒に手間がかかる
個数など	● クッションの個数が多いとサポート箇所が増えるため、サポートに時間を要し、ケアスタッフの手間が増える。また、再現性、統一したサポートを行いにくくする

サポート（身体支持）実施時に知っておきたい知識

く、通気性があり、洗濯が可能で熱消毒にも対応可能で、身体の形状に沿いやすいものが多数販売されている。これは、欧州からの影響が大きいようである。介護保険下での貸与クッションにも、身体に沿いやすいものが増えてきている。

　患者にとって快適で安寧なケアを行うためには、前述のサポートの3要素（p.23）を意識し、ケアに活用することが重要である。その際には、クッションの特性をよく理解するとともに、アイテムとして使いこなすための熟練性が求められる。

引用文献

1. 一般社団法人日本褥瘡学会ホームページ用語集：ポジショニング.
   http://www.jspu.org/jpn/journal/yougo.html#positioning（2018/9/5アクセス）
2. 北出貴則：ポジショニング・シーティング. がん患者の褥瘡ケア. 祖父江正代, 近藤まゆみ編, 日本看護協会出版会, 東京, 2008：42.

第1章　トータルケアに導くポジショニングの理論

第1章 トータルケアに導くポジショニングの理論

直接的サポートと間接的サポート

直接的サポートと間接的サポートの違い

ポジショニングを行ううえでの身体サポートは、直接身体に接する方法（直接的サポート）と、直接身体に接しない方法（間接的サポート[*]）に大別できる。直接的サポートと間接的サポートの違いを図1に示す。

直接的サポートと間接的サポートをうまく使い分けることができれば、患者のニーズに柔軟に対応できるほか、ケア提供者においては、患者の身体を大きく動かすことがないため、疲労の軽減にもつながる。直接的・間接的サポートを組み合わせることは、ポジショニングの可能性を広げることに役立つ。表1に、それぞれの特徴をまとめた。

図1 直接的サポートと間接的サポートの違い

身体サポート
身体のサポートとは、姿勢全体や身体各部（重量や荷重）をマットレスやクッションなどによってつくられる身体支持面で受けることにより、姿勢アライメントの設定や調整、動きや活動の支援を行うこと

直接的サポート
クッションやピロー等を身体に直接的にあてがうことで身体をサポートし、体位変換および保持、身体各部のアライメントを整え姿勢を調整すること

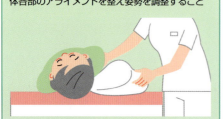

間接的サポート
マットレスの下からクッションやピローなどを差し込むことで、直接身体に触れずに間接的に体位変換および保持、身体各部の姿勢を調整すること

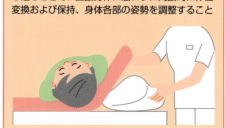

北出貴則 監修：明日から役立つポジショニング実践ハンドブック．アイ・ソネックス，2017：7．より改変して転載

---

[*]：間接的サポートはバンカー法ともいわれる。北出らは、褥瘡予防や姿勢保持、安定性の向上を目的にマットレスの下から楔形クッションや小枕を差し込むことで、患者の身体に直接触れずに体位変換を行う、または側臥位や背上げなどの体位変換によって生じる身体のずれや不安定感を軽減するために行うポジショニング技術であるとしている[1]。直接的サポートと組み合わせることで褥瘡予防や姿勢保持、安楽性の向上といったポジショニング本来の目的をより効果的に実現できるとしている。本書では、「間接的サポート」に統一して使用する。

| 表1 | 直接的サポート、間接的サポートの例とメリット・デメリット |

	定義	例	メリット	デメリット
直接的サポート	身体を直接的にサポートすること	● マットレスで身体全体を支持する ● 上肢や下肢、体幹などをクッションで支持する ● 車椅子クッションを用いて座面を支持する	● 骨突出部や関節拘縮の状況に合わせてクッションなどを選択して姿勢を調整できる ● 身体各部の細かな凹凸に合わせてクッションを添わせることができる ● 円背や関節拘縮があるためマットレス面だけでは全身の荷重を支持できない場合、クッションなどで荷重を支持できる	● クッションなどを身体にあてがう際に皮膚に圧迫やずれが生じやすい ● 疼痛の発生や安眠を妨害されやすい ● クッション自体が姿勢の崩れ（滑り）を生みだしやすい ● 体圧分散マットレスとの接触面が減少する
間接的サポート	身体を間接的にサポートすること	● 仰臥位で臥床している患者を軽度体位変換したいとき、クッションなどをマットレスの下に置いて身体を支持する ● ベッド上座位の姿勢の安定を図るためにマットレスの下にクッションを置く ● 車椅子座位での姿勢の安定や活動支援の目的で、車椅子クッションなどの下にサポートを行う	● ポジショニング時に発生する圧迫やずれを受けにくい ● 疼痛の発生や安眠を妨害されにくい ● クッションやピローなどの表面や中身の材質や形状による身体への影響が少なく、姿勢が崩れ（滑り）にくい ● 体圧分散マットレスの性能を阻害しない	● マットレスの下側に設置するため、クッションやピローなどの存在に気づきにくく、入れっ放しにされやすい ● 交代制や多職種のケア現場では、必ず間接的サポートへの共通理解や共通ルールを定める必要がある ● 褥瘡リスクに対応する体圧分散マットレスとの併用が前提となる

北出貴則 監修：明日から役立つポジショニング実践ハンドブック．アイ・ソネックス，2017：7．より改変して転載

直接的サポート

　直接的サポートとは、文字どおりクッションなどを直接身体に当てて支持することである。直接的サポートを行う際の留意点を表2にまとめた。上肢・下肢それぞれにおける直接的サポートの方法を述べる。

1 下肢への直接的サポート

　踵部に生じている圧迫を軽減する目的でサポートを行う場合、踵部を浮かせるためにクッションなどを用いるが、問題となるのはサポートする支持面積の広さである。

　踵部のみを浮かせるためだけのサポート（図

2-A）では、踵部を浮かすことができても、踵部につながるアキレス腱に荷重が加わり、アキレス腱が圧迫され、足関節が底屈位（尖足）になりやすい。また、この状態で背上げした場合、アキレス腱に圧迫・ずれ・摩擦が生じることになる。次に、アキレス腱部より支持面積を広くしたサポート（下腿の長さよりは短い、図2-B）では、踵部への圧迫は軽減でき、アキレス腱への圧迫集中も回避できるが、下肢全体の安定性は低い状態であり、腓骨部や大腿部に圧迫が加わる可能性がある。また、仰臥位における下肢のアライメントは外旋位となりやすく、下肢中間位とする調整が行いにくい。

　しかし、もっと大きい支持面でサポートした場合（下腿の長さより長い〈片側下肢全体〉、図2-C）は、踵部を浮かせるとともに腓骨部

第 1 章　トータルケアに導くポジショニングの理論

表2　直接的サポートを実施する際の留意点

観察と評価	●患者の身体的・骨格的な特徴を考慮する ・肉付き、痩せの状態、骨突出状態など ●患者の皮膚や軟部組織の状態を把握する ・皮膚の状態、脆弱性、しわの状態、乾燥状態、循環状態など
寝床環境	●着用している衣服（寝巻など）の把握 ・衣服の伸縮性、寝巻などの種類、肌触りなど ●寝具やシーツの使用状況の把握 ・寝具の種類：布団、マットレス（市販）、普通の介護ベッド用マットレス、褥瘡予防用マットレス（ウレタン製、エアマットレスなど） ●敷物の使用状況の把握 ・シーツ以外の敷物（バスタオル、毛布、ベッドパッド、失禁用カバーなど）の使用について
医療機器	●医療機器の留置や使用状況の把握 ・カテーテル類、点滴、ストーマ、ドレーン類、送信機器、シーネ、装具、呼吸器、酸素マスク類、架台など
ポジショニング環境	●サポートに使用するポジショニング・クッションなどの把握 ・クッションなどの素材（ウレタン、ジェル、ビーズ、ビニール、ファイバーなど）、形状変化、流動性、支持性、重量 ・クッションやカバーの肌触り、寸法、厚み、耐久性、縫製の強さ、衛生面、洗濯可能かどうか、洗濯後の乾き具合、色、熱こもり、除湿性、保温性、衛生面など
ポジショニング方法	●サポートの仕方や状況の確認・把握 ・クッションがサポート部位を圧迫していないかどうか：サポート自体の安定性、保持ができているか、四肢や体幹の重みを受けているかなど ●クッションなどの使用個数 ●サポート方法の伝達など

への圧迫が予防できる。下肢全体をサポートすることによって、肢位自体の安定性も高く、外旋位も制御しやすい。

これらのことから、踵部のサポートでは、高圧部位、特にアキレス腱より下部を避けて体圧分散用具を用いる、踵部を浮かせるために下肢全体にクッションを置くなどの方法が推奨される。高い圧が加わる部位を生じさせないために、「点」ではなく「広い支持面」で支えるのである[2]。

また、両下肢をサポートする場合は、より広い支持面積（踵部〜大腿部、坐骨部）でサポートするほうが、踵部の圧迫軽減と腓骨部の圧迫予防ができ、両下肢自体の安定性が得られやすい（図3）。踵部のサポートに関しては、踵部への圧迫軽減と腓骨部・下腿外側への圧迫予防、下肢外旋位の制御を考慮すると、大腿部や坐骨付近までである下腿より長いクッションを使用し、

サポートするほうがよい。

以上より、局所の圧迫軽減のみを考えたサポートでは、結果としては局所への対応となり、下肢全体、ひいては姿勢全体からみたサポートにはならないことがわかる。ただし、支持面積が広いからといって、サポートすることによる他の部位への影響（圧移動やアライメント変化、快適性など）を忘れてはならない。

> **ここがポイント！**
>
> 下肢（踵部）のサポートでは、高圧部位（特にアキレス腱より下部）を避けて体圧分散用具を使用したり、安定性を考慮して下肢全体にクッションを置き、広い支持面で支える

図4（p.34）に、下肢サポートの際の支持面積の広さや、クッションなどの厚みによる違い

図2 踵部・下肢のサポート方法

A アキレス腱にタオルを置く（ロールタオル）

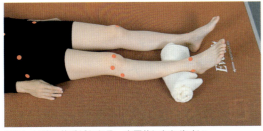

アキレス腱に荷重がかかる。底屈位になりやすい。

B 支持面を増やす（下腿のみにタオルを置く）

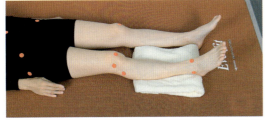
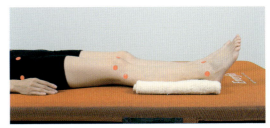

下肢全体の安定性不良。腓骨部、下腿部に圧迫の可能性がある。外旋位になりやすい。

C 支持面をさらに増やす（片側下肢全体にタオルを2枚置く）

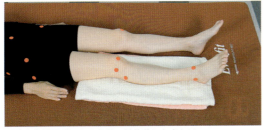
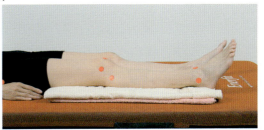

下肢全体がサポートされる。外旋位にならない。

図3 両下肢・両踵部のサポートの違い

●踵部〜大腿部までのクッションで支持

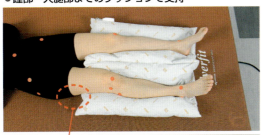

隙間が生じる

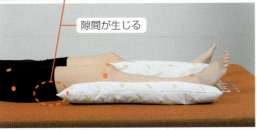

●踵部〜坐骨部までのクッションで支持

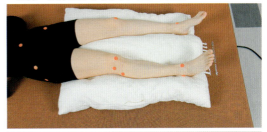

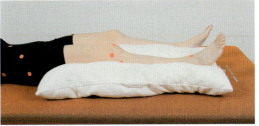

殿部下までの大きい（長い）クッションを使用しないと大腿後面に隙間が生じ、体圧分散が不良となる。

を示した。最良なサポートは、点滴やシーネ、ギプスなどを行っている場合にも活用できる。特に、点滴やドレーン、カテーテルを留置している場合には、容易に皮膚や軟部組織への刺激となるため、緊張亢進や不快感の原因となりうるので、支持面を広くしたほうが肢位の安定性もよく、安楽さの提供につながる。

> **ここがポイント！**
> 点滴やドレーン、カテーテルなどを留置している患者へのサポートは、容易に皮膚や軟部組織への刺激となり不快感の原因となるので、支持面を広くしたほうが安定性もよく、安楽さの提供につながる

2 上肢への直接的サポート

上肢は、肘部や肩甲骨部を除いて褥瘡発生の頻度は比較的少ないが、点滴中や透析中などは

図4 サポート支持面の広さや厚みによる体圧の違い

●仰臥位（サポートなし）

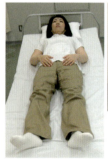
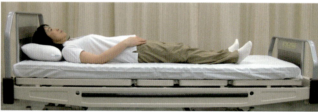
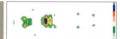

●膝下のみサポート（クッションの厚みがかなりある）

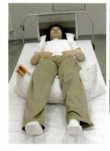
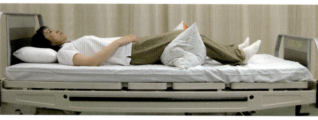
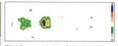

殿部への体圧が高くなるほか、踵部圧も高くなる。

●下肢全体をサポート（支持面積も広く、クッションの厚さも適切）

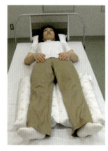
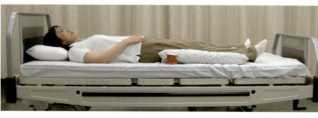
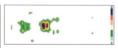

殿部の接触面積が広がり、部分圧が低下するほか、踵部圧も低下させる。

上肢を動かしにくく、同一肢位を強いられることが多いため留意しなくてはならない。「自由に動かせない」という抑制感や留置針による刺入痛は、患者の緊張を亢進し安楽や快適性を阻害するため、ポジショニングによるサポートは重要である。

上肢の重量は、総体重の約8％である。上肢（上腕骨）は肩甲骨や鎖骨によって胸郭（体幹）と連結しているため、上肢のポジショニングは、肩のみならず頭頸部や胸部にも影響を及ぼす。そのため、上肢をサポートする場合は、肩甲骨周囲から上肢全体をサポートする必要がある。なお、一般的に、肘関節は軽度屈曲位のほうが緊張が緩和されやすいが、状況や状態を考慮し、患者の意見も取り入れつつ実施することが重要である。

図5に、サポートする物、方法、支持面積による違いを示す。

> **ここがポイント！**
> 上肢のサポートでは、肩甲骨周囲から上肢全体をサポートする

図5 サポートする物、方法、支持面積による違い

● クッションで前腕のみサポート

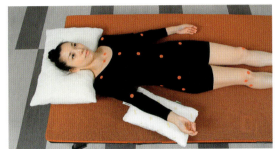
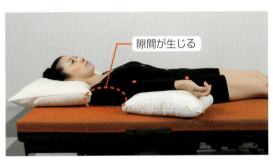

肩先までサポートされていない。上腕下に隙間を生じる。

● タオルで肘・前腕をサポート

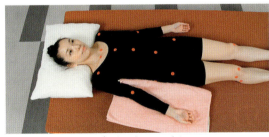
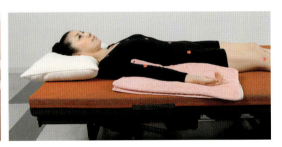

上肢の形状に沿ったサポートになっていない。

● タオルを重ねて肩甲骨から上肢全体をサポート

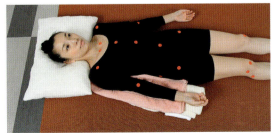
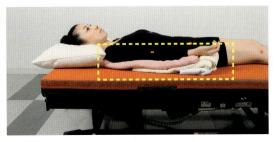

上肢全体をサポートし、上肢の形状に沿っているため安楽。

3 背部への直接的サポート

　背部への直接的サポートでは、仙骨部への圧迫を軽減するため、背部全体から仙骨部までをサポートすることが重要である。背部（胸郭など）のみサポートした場合では、圧移動により仙骨部の圧迫は回避・軽減できない。また、骨盤や殿部だけのサポートでは、仙骨部の圧迫は回避・軽減できるが、背部（胸郭）にはねじれが生じてしまう。背部から骨盤までサポートした場合は、仙骨部の圧迫を回避・軽減でき、背部や骨盤にねじれが生じない。ただし、姿勢全体をみた場合は、背部や骨盤が傾いた方向とは逆に頭部は正中位をとる（傾斜反応、図6）。つまり、サポートした側とは反対側に圧が移動するため、反対側の上半身への圧調整を考慮しなくてはならない。この場合、クッションの厚みや形状、サポートの仕方に注意が必要である（図7）。

図6　骨盤の傾きへ反射する頭部

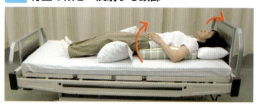

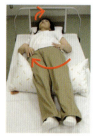

姿勢反射の影響から、背部や骨盤が傾いた方向とは逆に頭部は正中位をとる。背部や骨盤をサポートした場合には、仙骨部の圧迫は回避・軽減できるものの、サポートした側とは反対側に圧が移動するため、反対側の半身に圧迫が加わることに注意する（p.22、図2も合わせて参照）。

> **ここがポイント！**
> 背部へのサポートでは、仙骨部への圧迫を軽減するため背部全体から仙骨部までをサポートする。ただし、傾斜反応や反対側への圧の移動に留意し、圧調整を考慮する

図7　背部サポートでのクッションの当て方と厚みの違い

背部をクッションでサポートする場合は、サポートした側と反対側に荷重（体圧移動）が生じ、圧迫が加わっていることに注意する。また、支持面の広い下肢（踵部）のサポートが必要である

●クッションを背部に当てているだけ

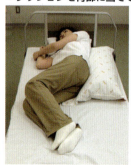

・背部の重みが十分のっていない。
・サポートした側と反対側に荷重が生じている。
・側臥位に近い状態で、姿勢は不安定。

●クッションに背部の重みがのっている

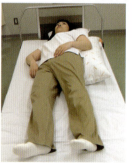

・背部の重みが十分にクッションにのっている。
・胸郭、骨盤の並びがよい、安定した姿勢。

●クッションの厚みがある

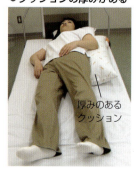

・クッションの厚みがあり過ぎると背部に圧迫が加わる。
・背部の重みが十分にのらず、反対側に姿勢がくずれる可能性がある。
・不安定な姿勢。

●クッションの厚みが少ない

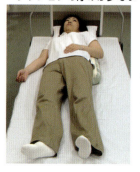

・クッションの厚みが少ない場合、クッションに身体の重みがのっても身体を浮かせることが不十分になる。
・仙骨部の圧迫が十分行えない可能性がある。
・仰臥位に近い状態。

図8 上下肢への良好なサポート

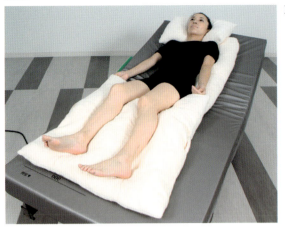

肩～胸郭部、骨盤部にかけて、
- 身体の重みをしっかり受けるようにサポートする。
- 下肢は広い支持面で重みを受けるようにサポートする。
- 傾斜反応をみながらアライメントを調整する。
- 局所圧も確認する。
- 姿勢全体の状況をしっかり確認する。
- 身体をしっかり安定してサポートしたうえで、姿勢アライメントを確認する。呼吸が楽になり快適性につながることから、セミファーラー位とするほうがよい。

*

よりよいサポートを行うためには、上下肢がしっかりサポートされ、上下肢の形状による不具合が生じないようにすることが望ましい（図8）。

間接的サポート

1 間接的サポートの目的

間接的サポートとは、クッションなどの支持体を直接身体に当てずに支持することである。褥瘡予防の観点に基づいたポジショニング方法で、ベッド上での生活や車椅子などにおける姿勢保持や活動支援方法の一つである。間接的サポートの目的は表3に示すように複数ある。

具体的には、褥瘡予防マットレスを使用して仰臥位で臥床している患者を軽度体位変換したいときに、マットレスの下にクッションなどを置いて身体を支持する、ベッド上座位での姿勢の安定を図るためにマットレスの下にクッションを置くなどが挙げられる。

また、車椅子座位での姿勢の安定や活動支援の目的で、車椅子クッションなどの下にサポートを行う（座面形状の設定、座位保持、活動支

表3 間接的サポートの目的

- 姿勢位置の安定性と安全性の保持
- 快適性や安楽など、患者の受容感覚を刺激しない寝床環境の保持
- 疼痛緩和
- 筋緊張緩和
- 視界の確保
- 体圧分散マットレスの効果の活用
- 不安感の解消といった心理的効果
- 外力、着衣のずれや圧迫の軽減
- 介護負担の軽減
- マットレスの固定性の保持
- ポジショニング・クッションの安定性の保持

援のための調整や工夫）なども含まれる。間接的サポートでは、流動性の高いクッションの特性を生かしつつ、体位の保持と安定を図ることが可能となる。表4に、間接的サポートを行う際の留意点をまとめる。

2 間接的サポートの方法と支持体による体圧の変化

仰臥位での間接的サポートにおいて、使用するクッションの素材や形状、大きさによって体圧にも大きく関係する（図9、10〈p.39〉）。また、図11（p.40）にセミファーラー位における上半身へのサポートでのクッションの素材と形状の違いと体圧の関係を、図12（p.40）

第1章　トータルケアに導くポジショニングの理論

表4　間接的サポートを実施する際の留意点

観察と評価	●患者の身体骨格的な特徴の把握 ・肉付き、痩せの状態、骨突出状態など ●患者の皮膚や軟部組織の状態の把握 ・皮膚の状態、脆弱性、しわの状態、乾燥状態、循環状態など
寝床環境	●着用している衣服（寝巻など）の把握 ・衣服の伸縮性、寝巻などの種類、肌触りなど ●使用しているマットレスに関する情報の把握 ・マットレスの種類や素材、厚み、底付き、長さなどの把握 　※マットレスの種類によっては局所的に圧が高くなることがあるため確認が必要である 　▶ウレタン製褥瘡予防マットレス：マットレスの圧再分配効果、厚み、底付き具合 　▶エアマットレス：圧再分配効果、厚み、空気の入り具合、底付き具合 　※エアマットレスで間接的サポートを行う際は、マットレスの効果に影響を与える可能性があるため注意する。また、エアマットレスは表面が滑りやすい素材でできているため、身体が滑ったり、ずれたりすることもあるので確認が必要である。なお、寝返り機能がついているエアマットレスではサポートは行わない 　▶普通のマットレス：通常、間接的サポートは行わない ●シーツの種類、敷物などの把握 ・ボックスシーツ、普通のシーツなど 　※普通のシーツで間接的サポートを行うと、シーツがずれたり、よれたりすることがあるため確認が必要 ●シーツ以外の敷物（パッド、失禁用カバー、バスタオルなど）の使用、毛布、ベッドなどについて
医療機器	●医療機器の設置や使用状況の把握 ・カテーテル類、点滴、ストーマ、ドレーン類、送信機器、シーネ、装具、人工呼吸器、酸素マスク類、架台など
ポジショニング環境	●使用しているベッドの種類や機能を把握する ●間接的サポートに使用するクッションなどの素材、形状、支持性、形状変化、重量、寸法、厚み、耐久性、縫製の強さ、衛生面、洗濯可能かどうか、色などの確認 　※基本的にはある程度の硬さがあるほうがよい。バスタオルなど厚みのないものは残し忘れが多いため注意する。色がついているほうが確認しやすい。長さや厚み、大きさについても十分に把握し、身体状況や全身状態に影響がないかどうか確認することが必要である。サポートすることで身体の位置がずれていたり、崩れたりしていないかどうかも確認する

に上半身・下半身へのサポートによるクッションの大きさの違いと体圧の関係を示す。

　なお、間接的サポートは必ず褥瘡予防マットレスで行うようにする。間接的サポートで使用するクッションの厚み、硬さや形状などを考慮し、患者の状況や状態に合わせてサポートを実施することが大切である。

引用文献

1. 北出貴則 監修：明日から役立つポジショニング実践ハンドブック．アイ・ソネックス，2017：8．
http://www.nasent.net/catalog/（2018/9/5アクセス）
2. 北出貴則 監修：明日から役立つポジショニング実践ハンドブック．アイ・ソネックス，2017：9．

直接的サポートと間接的サポート

図9 間接的サポートで使用するクッションの素材・形状の違いと体圧の関係（ウレタンマットレス使用）

●支持面が狭い場合（楔形クッション：骨盤部のサポート）

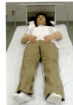
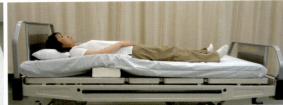
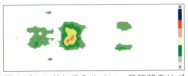

硬さがあり差し込みやすい。骨盤部のサポート支持面が狭いため傾きが生じる。

●支持面が狭い場合（肩～骨盤部のサポート）

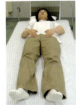
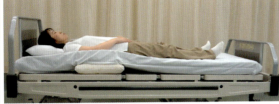
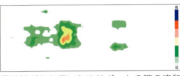

柔軟性があり薄いためサポートの際の違和感が少ない。肩～骨盤部の傾きが生じる。接触面積はやや広い。

●支持面が広い場合（肩～大腿上部のサポート）

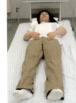
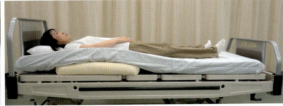
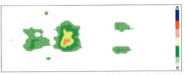

柔軟性はあるがやや厚みがあるため姿勢は伸展気味になり傾きが生じやすい。

●支持面が広い場合（クッションを2つ使用：頭部～大腿上部のサポート）

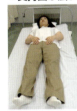
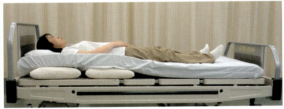
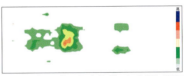

柔軟性があり薄いためサポートの際も違和感がない。接触面積はやや広いが姿勢全体の傾きが生じやすい。

図10 間接的サポートで使用するクッションの大きさと体圧の関係（ウレタンマットレス使用）

●背部・大腿部に少し大きめのクッションを使用

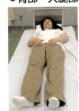
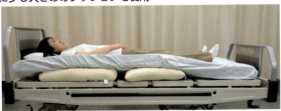
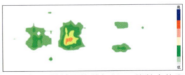

厚みがあり接触面積が大きい。姿勢全体の傾きはかなり生じやすい。

●背部・大腿部にクッションを使用

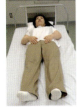
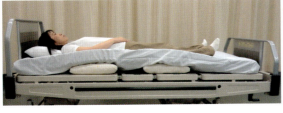
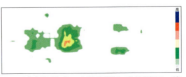

厚みがやや薄く、支持面積もやや狭い。姿勢全体の傾きは生じるが軽度。

第1章 トータルケアに導くポジショニングの理論

第1章 トータルケアに導くポジショニングの理論

図11 セミファーラー位におけるクッションの素材・形状の違いと体圧との関係（上半身への介入）

●支持面が狭い場合（楔形クッション）

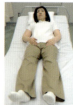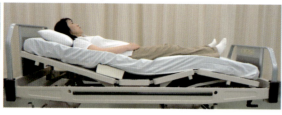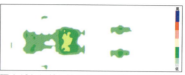

硬さがあり差し込みやすいが骨盤部の傾きが生じる。部分的な姿勢調整がしやすい。

●支持面が狭い場合

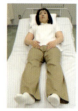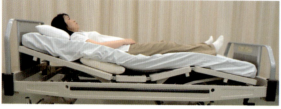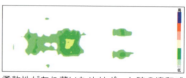

柔軟性があり薄いためサポート時の違和感が少ない。肩～骨盤の傾きが軽度生じる。

●支持面が広い場合

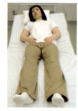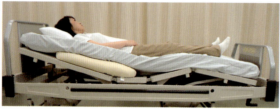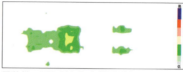

柔軟性、厚みがあり支持面が広い。肩～骨盤部の傾きがかなりつけられる。

●支持面が広い場合（クッションを2つ使用）

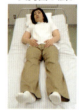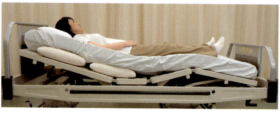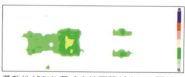

柔軟性があり薄く支持面積が広い。頭部～骨盤までの傾きがつけられる。

図12 セミファーラー位におけるとクッションの大きさによる体圧との関係（上半身・下半身への介入）

●支持面が狭い場合（体幹・大腿部）

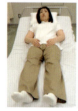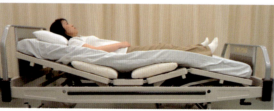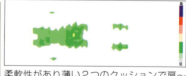

柔軟性があり薄い2つのクッションで肩～骨盤部、大腿部をそれぞれサポートした。姿勢全体の傾きがある程度つけられる。

●支持面が広い場合（体幹・大腿部）

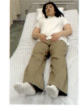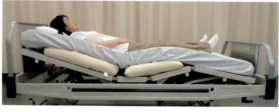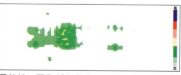

柔軟性・厚みがある2つのクッションで頭部～骨盤部、大腿部をサポートした。姿勢全体の傾きがかなりつけられる。接触面積はやや横に広くなる。

第1章 トータルケアに導くポジショニングの理論

体圧分散マットレスの効果と活用

体圧分散マットレスの効果を生かすサポート方法

　体圧分散マットレスは、褥瘡予防の基本アイテムとして用いられている。ポジショニングでは、体圧分散マットレスを使用したうえで、体位変換や姿勢保持をサポートするためにクッションなどを使用する。しかし、サポートするという意味でクッションを使用すること自体が挿入刺激となり、患者の姿勢の崩れ（滑り）を生み出してしまう可能性がある。

　そこで、体圧分散マットレスの効果を生かしつつ、体位変換や姿勢保持ができるよう間接的サポートを行う（図1）。

姿勢の安定性と安全性を保持する

　仰臥位は支持面が広く安定した姿勢であるが、半側臥位や側臥位は支持面が狭いため、その姿勢を保持すること自体が不安定である。特に、半側臥位は重心の移動が起きやすく、姿勢の位置が移動しやすい。そのため、不安定な姿勢になることはもとより、姿勢が崩れてしまい、その影響からずれが生じ、衣服のよじれと重なり皮膚や軟部組織へ悪影響を及ぼす。

　そこで、身体位置を適切に保持する必要性が生まれる。ベッド操作による背上げ座位や半座位などで姿勢保持に伴う不安定性や不快感を解

図1 体圧分散マットレスの効果を生かす間接的サポート

【直接的サポート】

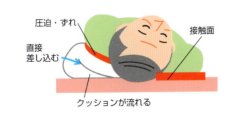

【間接的サポート】

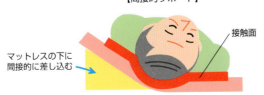

- 体圧分散マットレス上での直接的サポートは、以下のようなリスクが生じる可能性がある。
  ①クッションなどを身体に差し込む際に皮膚に圧迫やずれが生じる。
  ②クッション自体が姿勢の崩れ（滑り）を生み出してしまう。
  ③マットレスとの接触面が減少する。
  ④対象者の疼痛発生や安眠の妨害となる　など。
- 間接的サポートは、体圧分散マットレスの効果を生かしつつ、上記のリスクを回避することができる身体サポート技術である。

北出貴則 監修：明日から役立つポジショニング実践ハンドブック．アイ・ソネックス，2017．を参考に作成

図2 姿勢を安定させる間接的サポート

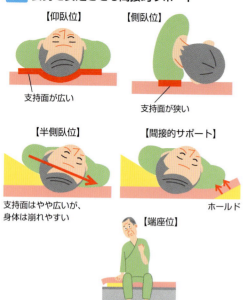

- 支持面が広く安定した仰臥位に比べ、側臥位は支持面が狭く圧分散性や姿勢の安定性に欠ける。半側臥位にすると支持面はやや広くなり骨突出部への圧迫が軽減される反面、斜面に身体を預けるため、姿勢は不安定で崩れやすくなる。その結果、以下のようなことが生じる。
  ① 姿勢の崩れで発生した外力による皮膚・軟部組織の損傷。
  ② 姿勢反応による筋緊張の増大やアライメントの歪み。
  ③ 心理的不安定感　など。
- 間接的サポートは、身体の滑りを防止し姿勢の安定を確保することで、半側臥位のリスクを軽減する。
- 身体が傾きやすい片麻痺などの対象者が端座位で姿勢を安定させる場合に用いることもある。

北出貴則 監修：明日から役立つポジショニング実践ハンドブック．アイ・ソネックス，2017．を参考に作成

図3 間接的サポートでマットレスの固定性を保持（背上げ姿勢）

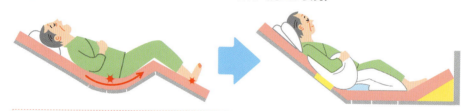

- ベッドで背上げや膝上げ操作を行うと、荷重移動によって姿勢が崩れ、マットレスと身体の間に摩擦やずれが発生する。その結果、褥瘡リスクが高くなり、呼吸や摂食嚥下、視野などにも悪影響を及ぼす。
- 間接的サポートは、ファーラー位やセミファーラー位における腰部・骨盤サポートや下部胸郭サポート、足底サポートで身体全体を保持することにより、姿勢の崩れによる不安定感の解消や安楽な呼吸、活動のしやすさを引き出すために有効な手段である。

北出貴則 監修：明日から役立つポジショニング実践ハンドブック．アイ・ソネックス，2017．を参考に作成

消できる。片麻痺など身体が傾きやすい患者がベッド上端座位を行う場合にも効果的である（図2）。

背上げ軸と身体の屈曲部位が合わず、腹部が圧迫されたり、姿勢がずれたりする可能性がある。しかし、間接的サポートを行えば、このようなマットレスのずれを固定することができる（図3）。

マットレスの固定性を保持する

ベッドの長さとマットレスの長さが異なる場合、背上げや足上げなどを行うと、マットレス自体が移動し患者の寝位置が変わってしまい、

参考文献

1. 北出貴則 監修：明日から役立つポジショニング実践ハンドブック．アイ・ソネックス，2017．
   http://www.nasent.net/catalog/（2018/9/5アクセス）

ポジショニングに必要なアセスメント

ポジショニングを行うためにはさまざまな視点からアセスメントを行い、その結果を患者の特性に合わせ、どのような介入がよいか検討する必要がある。
介入の基本となるアセスメントについて再考しよう。

第2章 ポジショニングに必要なアセスメント

褥瘡のアセスメント：褥瘡はなぜ発生するか

そもそも「褥瘡とは？」

褥瘡は、以下のように定義されている。
「身体に加わった外力は骨と皮膚表面の間の軟部組織の血流を低下、あるいは停止させる。この状況が一定時間持続されると組織は不可逆的な阻血性障害に陥り褥瘡となる」[1]

これを病理学的観点からみると、単なる阻血にとどまらず、Berlowitzら[2]が指摘するさまざまな機序が考えられる。つまり、①阻血性障害、②再灌流障害、③リンパ系機能障害、④細胞・組織の機械的変形などの要素が複合的に関与しているのである（図1）。

図1 褥瘡発生のメカニズム

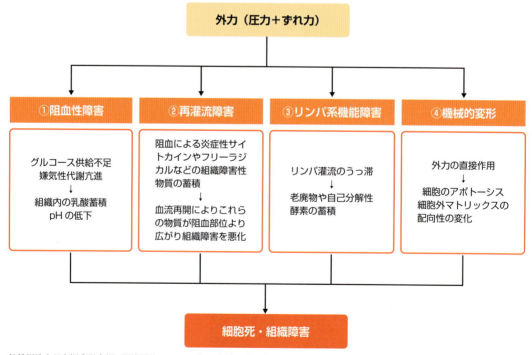

一般社団法人日本褥瘡学会編：褥瘡発生のメカニズム．褥瘡予防・管理ガイドライン．照林社，東京，2009：19．より引用

「外力」「応力」の重要性

そもそも血液は、酸素と栄養を身体全体に運ぶ機能をもっているが、血流が悪くなり身体（各組織）に酸素が運ばれなくなると、身体にはさまざまな影響が出る。外力によって皮膚・軟部組織が虚血状態になると虚血性壊死が起こり、皮膚潰瘍、つまり褥瘡が発生する。

このように、生体に不可欠な血流を途絶えさせるように影響する外力は、解剖学的に力学特性が均一であることはほとんどないといわれている。それは、皮膚層、脂肪層、筋層、骨突出など生体内部が一様でないためである。そのため、皮膚表面を均一な力で圧迫した外力は、生体内部では複雑な力、すなわち「応力（内力）」となって、皮膚にさまざまな影響を及ぼすとされている[3]。応力には「圧縮応力」「引っ張り応力」「せん断応力」の3つがあるが（p.65、図8参照）、これらがどのように褥瘡発生に影響するかについては、組織障害を評価するための実験モデルの確立が難しく、定量的な研究はあまりされていない[4]。

褥瘡発生に重要な影響を与える応力は、さまざまなケア場面で起こり、生体にダメージを与える。応力は目に見えにくいものであるが、応力への対応をおろそかにすると褥瘡発生や褥瘡の拡大、あるいは難治化につながってしまう。

応力は、「摩擦」や「ずれ力」と理解できる。例えば、NPUAP・EPUAP・PPPIA共同発行の『褥瘡の予防と治療 クイックリファレンスガイド』では「布地と繊維製品」を取り上げ、「摩擦やずれを減らすために、綿織物や綿混紡布ではなく絹様の布地の使用を検討する」（エビデンスの強さ[*]：B、推奨度：弱く肯定的な推奨：おそらくするべきである）とされている[5]。このように、褥瘡発生を引き起こす要因として、外力（圧力とずれ力）が重要視されてきた。

注目される新しい概念 "マイクロクライメット"

2010年頃から、「マイクロクライメット（microclimate）」という概念が提唱されてきた。マイクロクライメットとは、一般的に、皮膚と支持面間の温度と湿度の状態のことである。近年、ずれや摩擦、あるいは皮膚の温度・湿度の上昇（有害なマイクロクライメット）などの外因性要因が褥瘡に関与するとされている。これらの外因性要因に加えて、灌流不良、感覚低下、栄養不良など数多くの患者固有の要因も褥瘡の進行に関連する可能性があると指摘されている[6]。マイクロクライメットの概念は、上昇した組織温度と皮膚水分が褥瘡進行の危険因子として認識されたことによって、さらに発展した[7]。

『クイックリファレンスガイド』でも、新たな褥瘡予防法としてマイクロクライメットの管理を挙げており、「体圧分散用具を選ぶ際に、温度・湿度管理機能など追加機能の必要性を考慮する（エビデンスの強さ：C、推奨度：弱く肯定的な推奨：おそらくするべきである）」と明記されている[8]。その説明として、「皮膚と接触する専用の体圧分散用具を使用して、水分蒸発率や皮膚からの放熱率を変化させることによ

---

[*]：上記ガイドで示されるエビデンスの強さは以下のとおりである。

A：適切にデザインされ実施された、ヒト（または褥瘡のリスクのあるヒト）を対象とした褥瘡に関する比較対照試験から、ガイドラインの記述に一致し、裏付けとなる統計解析結果が示され、得られた直接的な科学的エビデンスによって裏付けられた推奨（レベル1の試験が必要）。

B：適切にデザインされ実施された、ヒト（または褥瘡のリスクのあるヒト）を対象とした褥瘡に関する症例報告から、推奨に一致し裏付けとなる統計解析結果が示され、得られた直接的な科学的エビデンスによって裏付けられた推奨（レベル2、3、4、5の試験が必要）。

C：間接的なエビデンス（健常なヒトを対象とする試験、他の種類の慢性創傷を有するヒトを対象とする試験、動物モデルを用いた試験など）やエキスパートオピニオンにより裏付けられた推奨。

ってマイクロクライメット（皮膚局所の温度・湿度）を変化させることができるかもしれない」とあり、皮膚温や皮膚湿潤に対する管理の重要性を述べている[8]。なお、寝床内温度は33±1℃、湿度は50±10％に近いほど快適な睡眠を得られるといわれている。

これらのことから、褥瘡の発生要因が従来の「3要因」から「4要因」へと変わったことを再認識する必要がある（図2）。この褥瘡発生に関する外因・内因性要因の関係については図

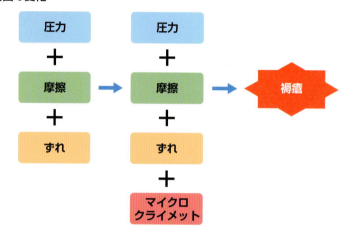

図2 褥瘡の発生要因の変化

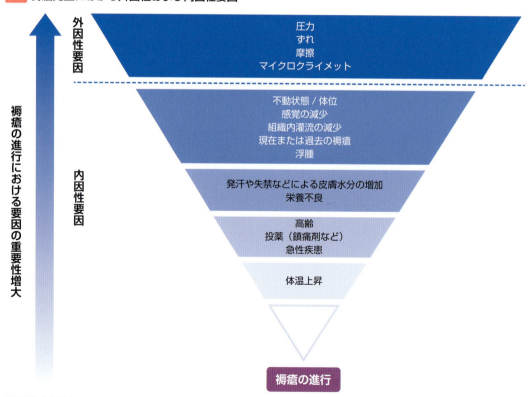

図3 褥瘡発生における外因性および内因性要因

世界創傷治癒学会コンセンサスドキュメント：褥瘡予防におけるドレッシング材の役割．Wounds International，2016：18．より引用

3に示した。外因性要因に位置づく圧力、ずれ、摩擦、マイクロクライメットへの対応が、褥瘡発生予防にとって非常に重要である。

引用文献

1. 一般社団法人日本褥瘡学会編：褥瘡発生のメカニズム．褥瘡予防・管理ガイドライン．照林社，東京，2009：18．
2. Berlowitz DR, Brienza DM：Are all pressure ulcers the result of deep tissue injury? A review of the literature. Ostomy Wound Manage 2007；53（10）：34-38.
3. 高橋誠：力学からみた褥瘡の発症機序．よくわかって役にたつ 新 褥瘡のすべて．宮地良樹，真田弘美編著．永井書店，東京，2006：12-13．
4. 市岡滋：生体反応からみた褥瘡の発症機序．よくわかって役にたつ 新 褥瘡のすべて．宮地良樹，真田弘美編著．永井書店，東京，2006：17-20．
5. EPUAP，NPUAP，PPPIA：褥瘡の予防と治療 クイックリファレンスガイド日本語版．真田弘美，宮地良樹監訳．メンリッケヘルスケア，2014：19
http://www.molnlycke.jp/Documents/JPN/Wound%20Care/v2_Japan_Quick%20Reference%20Guide.pdf
（2018/9/5アクセス）
6. 世界創傷治癒学会コンセンサスドキュメント：褥瘡予防におけるドレッシング材の役割．Wounds International，2016：6．
7. 世界創傷治癒学会コンセンサスドキュメント：褥瘡予防におけるドレッシング材の役割．Wounds International，2016：7．
8. EPUAP，NPUAP，PPPIA：褥瘡の予防と治療 クイックリファレンスガイド日本語版．真田弘美，宮地良樹監訳．メンリッケヘルスケア，2014：18．

第2章 ポジショニングに必要なアセスメント

第2章 ポジショニングに必要なアセスメント

ICF（国際生活機能分類）からみたポジショニング

身体面だけでなく、環境面に関する観察の重要性

　ポジショニングを実践する際には、褥瘡予防やケアにかかわる項目についてのアセスメントだけでは不十分である。意識レベル、血圧や脈拍、呼吸状態などのバイタルサインはもちろん、顔の表情やしぐさなどから伝わるコミュニケーション力、認知機能、皮膚の状態、骨突出の状態、姿勢、筋緊張、拘縮、感覚機能・痛み、浮腫、栄養状態や活動状況といった身体面の観察（観ること）が重要である。

　コミュニケーションが十分行えない患者にポジショニングを行う際には、「相手が出しているサインに、ケアする側が気づくこと」が大切である。こうしたサインに気づくためには、常にアンテナを張り、意識して観察しなければならない。身体面だけでなく、環境面に対する観察も必要である。

　世界保健機関（World Health Organization：WHO）では、2001年5月に国際生活機能分類（International Classification of Functioning, Disability and Health：ICF）を提唱し、人間の生活機能と障害について「心身機能と身体構造」「活動と参加」に分類し、それらに影響を及ぼす背景因子を「環境因子」「個人的因子」に分類した（図1）。この分類の最も大きな特徴は、単に心身機能の障害によって生活機能を分類するという考え方ではなく、活動や社会参加、特に環境因子に焦点をあてようとしている

図1 ICFの構成要素間の相互作用

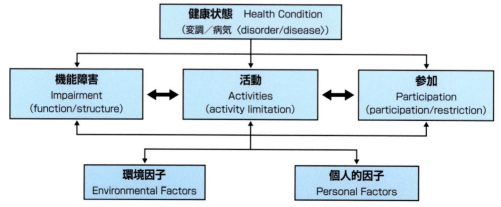

環境因子には、物的な物や構造物・建物など（物的環境）から、家族やケア提供者といった人的なもの（人的環境）も含まれている。
障害者福祉研究会 編：国際生活機能分類（ICF）―国際障害分類改定版―．中央法規出版，東京，2002．より引用

点である[1]。これは、心身機能や身体構造、心理面や活動面にも多大な影響を及ぼすと考えられる。同様にポジショニングを実践する際には、人の生活機能に影響を与える外的要因＝環境因子を観る目が重要となる。

ポジショニングにおける環境因子

このように、環境に関する観察・評価は重要だが、医療や介護現場において、その観察は十分に行われておらず、養成機関においても十分な教育はなされていない[2]。ICFの観点に基づくと、環境因子が対象者の心身機能や姿勢・活動に影響を及ぼしている可能性はきわめて高いため、保健医療従事者はICFの理念を生かした活動を実践する必要がある。

前述のとおり、ポジショニングにおける環境要因は、「物的環境」と「人的環境」に分けられる。物的環境には、ベッド（構造）やマットレスの素材（柔軟性など）、ポジショニングで使用するクッション類のほかに、圧力や摩擦などの外力、室温や湿度、病室・居室の環境や構造、そして重力や時間なども含まれる。人的環境には、ケアにかかわるスタッフらが含まれ、ケア提供者や介護者が行うポジショニングや体位変換の方法だけでなく、対象者本人の圧再分配方法や時間に関する管理などの教育も含まれる。

こうした観点からポジショニングを行うと、対象者の疾患や身体状況を把握すること以外にも、対象者を取り巻く物的・人的な環境が、全身状態を含めた心身機能や姿勢・活動に影響を及ぼす可能性があるということを認識できる。そのため、身体面に加えて環境を観察する（環境アセスメント）ことが必要である。

"環境を観る目"をもつ

環境アセスメントに問題があると判断した場合は、環境に対するアプローチを行うことになる。身体面へのアプローチは、疾患や全身状態、身体機能障害の問題であり、医学的な専門的知識・技術が必要なことから、職種によってはアプローチが難しい。しかし、環境面の問題に関しては、ある程度の教育を受ければ多くの人が実践できるだろう。例えば、頸部や上肢筋群の緊張が高い場合に、「マットレスが硬いからではないか？」「クッションの当て方に問題があるのではないか？」などと推察することができるだろう。このように、"環境を観る目"をもつことにより、普段何気なく見落としていることに気づくことができる[3]。ただし、実施中および実施後の心身機能および姿勢・活動への影響については、医学的な専門的知識が必要になることも多いため、職種間の連携や情報共有が必要となる。

環境からの影響であると判断（仮定）した場合は、個人で考えるのではなく、かかわるスタッフ全員で協議・検討することが望ましい。そうすることで、多職種による実地的な連携やネットワークにつながるものと思われる。

引用文献

1. 障害者福祉研究会編：ICF国際生活機能分類—国際障害分類改訂版—．中央法規出版，東京，2002.
2. 山﨑宏大，永吉恭子，北出貴則：リハビリテーション専門職の褥瘡教育の現状について（第2報）．褥瘡会誌 2017；19（3）：369.
3. 北出貴則：ポジショニングには環境を観る視点が大切．褥瘡会誌 2015；17（2）：87-91.

第2章 ポジショニングに必要なアセスメント

環境的要因のアセスメント

個人的情報、身体的情報、環境的情報を収集しアセスメントする

ポジショニング実践の際に必要なアセスメント項目は、大きく以下の3つに分けられる。

① 対象者の生活状況や心理面、性格などの個人的情報
② 全身状態を含めた心身機能や姿勢・活動状況などの身体的情報
③ ベッドやマットレス、クッションなどの環境的情報（環境アセスメント）

これらの情報を収集し、アセスメントすることが大切である。図1に褥瘡予防のアルゴリズムを、表1にポジショニングに必要なアセスメント項目を挙げる。

視点を切り替えてアセスメントを行う

身体的要因のアセスメントでは職種間で観察項目が異なるが、環境的要因では職種に関係なく観察することができる。そのため、日ごろから環境的要因に対するアセスメントは、対象者

図1 褥瘡の予防ケアのアルゴリズム

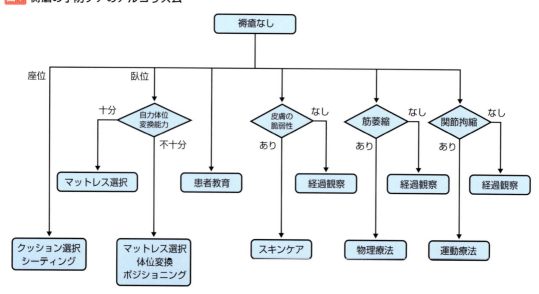

日本褥瘡学会教育委員会ガイドライン改定委員会：褥瘡予防・管理ガイドライン（第4版）．褥瘡会誌 2015；17（4）：529．より引用

環境的要因のアセスメント

表1 ポジショニングに必要なアセスメント項目

身体的要因	**全身状態**	●意識レベル　●バイタルサイン　●呼吸状態　●疼痛 ●皮膚状態　●骨突出の部位　●浮腫　●発汗 ●体格（身長・体重他）　●顔色　●表情・しぐさ　●BMI
	医学的情報	●現病歴　●既往歴　●疾患名　●服薬状況 ●手術歴　●褥瘡の有無　●処置の有無
	心身機能	●関節拘縮　●姿勢変形　●筋緊張　●筋力 ●感覚機能　●末梢循環　●コミュニケーション能力
	動作・活動	●動作能力　●座位能力　●移乗能力（方法）
	ADL	●摂食・嚥下状態　●排泄状況（尿・便失禁など）　●入浴
	その他	●服薬状況
環境的要因	**体圧分散用具**	●ベッドの機能と構造（電動・手動、背上げ・膝上げ・ハイロー機能） ●マットレス（種類、機能、素材、厚みなど） ●クッションなど（種類、機能、素材、形状など） ●車椅子用クッション（素材、形状、厚みなど）　●スライディングシート・グローブ
	福祉用具	●車椅子の機能と構造　●移乗機器（リフト、トランスファーボード）
	人的環境	●主たる介護者　●体位変換の方法　●介助方法
	居住場所と環境	●敷物（シーツなど）　●医療機器　●居室の環境・配置（テレビ、エアコン、窓、照明等）
	その他	●体位保持時間（臥位、座位）　●外力（圧、ずれ、摩擦力）
社会的要因		●要介護度　●身体障がい者手帳の有無 ●家族構成　●生活状況
個人的要因		●年齢　●性別　●体格　●趣味 ●嗜好　●職業歴　●教育歴　●経済状況
アセスメントチェックのスクリーニング	**寝位置確認**	●ベッドの可動軸と身体の可動軸が一致しているか ●足元または頭方向にずれていないか　●ベッドのどちらかに寄りすぎていないか
	臥位姿勢アライメント	●頭頸部、肩、上肢（上腕〜手指）の位置　●胸郭の位置 ●骨盤の位置　●下肢の位置（大腿部、下腿部、足部）
	座位姿勢アライメント	●頭頸部の位置　●胸郭の位置　●肩、上肢（上腕〜手指）の位置 ●骨盤の位置　●下肢の位置（大腿部、下腿部、足部） ●全体 ・姿勢がのけぞっていないか、前かがみになっていないか、横に姿勢がくずれていないか、足元方向にずり下がっていないか
	全身状態	●覚醒状態、血圧、脈拍、呼吸数、浮腫、SpO_2、皮膚の色調
	部分圧の確認	●頭部、肩、仙骨・尾骨、腸骨、大転子、腓骨、踵部　など
	筋緊張	●頸部の筋緊張、四肢の亢進・弛緩など
	拘縮・変形	●頸部、脊柱、骨盤、四肢の状態
	サポート状況	●サポート部位、クッションの種類

北出貴則 監修：明日から役立つポジショニング実践ハンドブック．アイ・ソネックス，2017：5．を参考に作成

第2章 ポジショニングに必要なアセスメント

第2章 ポジショニングに必要なアセスメント

図2 環境的要因のアセスメントに重要な視点の切り替え

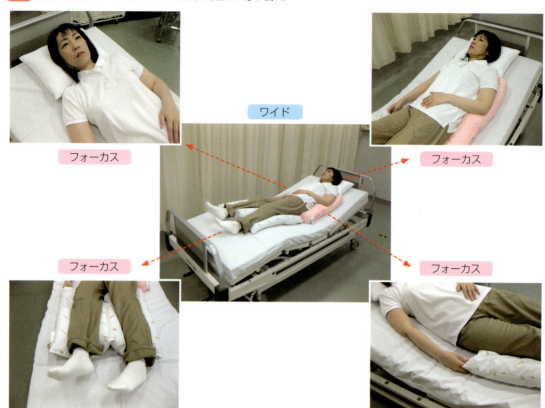

にかかわるすべての職種で行うべきである。

　ポジショニングを行う際には、局所的な部分のみに意識が向きがちである。例えば、踵部の圧再分配を図り良好となったが、再分配された圧は仙骨上部から上半身へと移動しており、対象者が不快な表情を浮かべていることがある。これは、局所的なアプローチがもたらした結果であり、姿勢全体を考慮してのケア実践としては不足している。

　ポジショニングを行う際には、局所だけでなく全体像をとらえることが重要である。そうすることで、姿勢全体のアライメントや、どこに荷重（体圧）が生じているのか、さらに患者の反応など、全体を観察することができる。

　このように、環境的要因のアセスメントには視点の切り替えが重要である。カメラレンズで例えるならば、局所を観るときには「フォーカス」に、姿勢全体を観察する（姿勢アライメントをみる）ときには「ワイド」と切り替えることである（図2）。

ここがポイント！

姿勢全体のアライメントや、どこに荷重（体圧）が生じているのか、患者の反応など、フォーカス／ワイドの視点の切り替えを用いて全体像をとらえる

引用文献

1. 一般社団法人日本褥瘡学会編：褥瘡ガイドブック（第2版）. 照林社, 東京, 2012.
2. 北出貴則 監修：明日から役立つポジショニング実践ハンドブック. アイ・ソネックス, 2017.
http://www.nasent.net/catalog/（2018/9/5アクセス）

第2章　ポジショニングに必要なアセスメント

ポジショニングにおける環境的要因と身体への影響

環境的要因が身体や活動に及ぼす影響

　ポジショニングでは、「患者を観る視点」とともに、環境から患者を観る視点＝「環境を観る目」をもつことが重要である。「患者を観る視点」はそれぞれの専門職によって異なるが、"環境を観る目"は職種に関係なく誰もがもつことのできる視点であり、患者にかかわるすべての専門職がもつべきであると考える。

　ICFの考え方に基づいたポジショニングの環境的要因とは、①物的要因、②物理的要因（外力）、③時間的要因、④人的・社会的要因である。

物的要因

　物的要因とは、ポジショニングで使用する用具やその周辺の環境を指す。具体例を表1にまとめた。

1 体圧分散用具

　体圧分散用具は以下のように定義されている。「ベッド・椅子などの支持体と接触しているときに単位体表面に受ける圧力を、接触面積を広くすることで減少させる、もしくは、圧力が加わる場所を時間で移動させることにより、長時間、同一部位にかかる圧力を減少させるための用具」[1]

　それでは、各用具は身体にどのような影響を及ぼすのであろうか。例えば、硬い標準マットレスでは、寝返り・起き上がりなどの動作は行いやすいが、身体が沈まないため接触面積は狭くなり、圧分散は不十分になる。そのため、自分で体位変換できない人にとっては、褥瘡発生の危険性が高くなる。エアマットレスのように軟らかいものは身体の接触面積が広く、圧分散はよいものの、沈み込みが強く、脊椎が後弯し、頸部は伸展位になり、股関節・膝関節は屈曲位をとる姿勢となって、変形・拘縮に影響する。自分で動ける人にとっては、寝返り・起き上が

表1　物的要因

体圧分散用具	特殊ベッド、マットレス、クッション、ピロー、車椅子用クッションなど
医療関連機器	点滴、カテーテル類、ストーマ、シーネ、装具、呼吸器関連機器など
着衣・寝具（敷物など）	衣服・下着類、失禁パッド・おむつなど、シーツ・バスタオル・ベッドパッド、毛布など
居室・寝床環境	テレビ、カーテン、照明など

第2章 ポジショニングに必要なアセスメント

り動作が行いにくく、ベッド上端座位の際に座位姿勢が不安定になる。

図1は、マットレスの素材から体圧分散能を比較したものである。これをもとに、仰臥位での関節の変形や拘縮の有無など、身体的特徴や患者の状況などを考慮し、用具を選択する必要がある。図2に、エアマットレスのエア圧の違いと体圧分散の違いを検討した。

> **ここがポイント！**
> マットレスの素材や硬さなどそれぞれの特徴と患者の身体的特徴や状況を考慮し、体圧分散用具を選択する

図1 マットレスの素材の影響

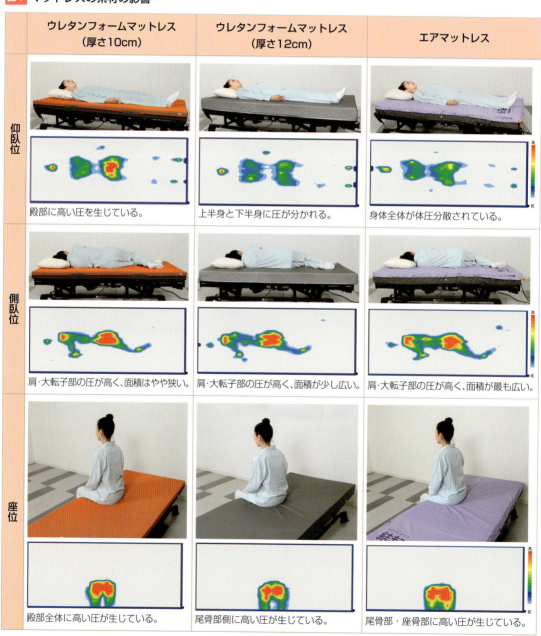

図2 エアマットレスのエア調整の違い

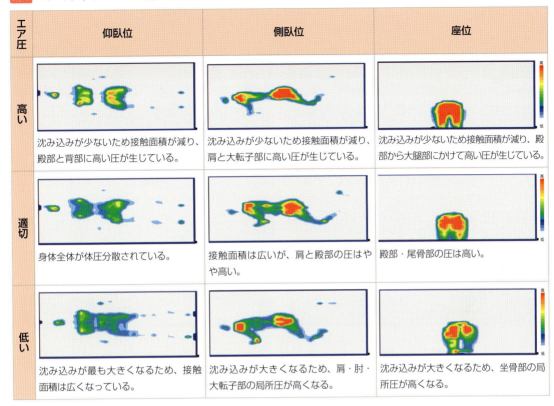

エア圧	仰臥位	側臥位	座位
高い	沈み込みが少ないため接触面積が減り、殿部と背部に高い圧が生じている。	沈み込みが少ないため接触面積が減り、肩と大転子部に高い圧が生じている。	沈み込みが少ないため接触面積が減り、殿部から大腿部にかけて高い圧が生じている。
適切	身体全体が体圧分散されている。	接触面積は広いが、肩と殿部の圧はやや高い。	殿部・尾骨部の圧は高い。
低い	沈み込みが最も大きくなるため、接触面積は広くなっている。	沈み込みが大きくなるため、肩・肘・大転子部の局所圧が高くなる。	沈み込みが大きくなるため、坐骨部の局所圧が高くなる。

　ベッドで背上げをする際に、ベッドの可動軸と身体の可動軸が合っていないと、仙骨・尾骨部や踵部にずれが発生しやすいうえに、ずり下がるため不良姿勢になりやすい（図3）。不良姿勢は患者に痛みや不快感を与えるだけでなく、筋緊張亢進を引き起こし、快適性や安楽を損なわせる。さらに褥瘡発生の可能性を高め、呼吸や嚥下機能に悪影響を及ぼすことになる。

　いずれにしても、体圧分散用具は体圧分散およびそのほかの治療機能、活動・可動性を考慮しながら、対象者のニーズに基づいて選択されるべきである。そして、選定後も患者の状態に応じて適宜変更できるようにアセスメントする必要がある（図4）[2]。

　体圧分散用具、クッションなどの種類の例（表2〈p.57〉、図5〈p.58〉）と、体圧分散用具などが身体や活動に及ぼす影響（表3〈p.59〉）をまとめた。アセスメントの際の参考にしていただきたい。

2 医療関連機器

　医療関連機器圧迫創傷（Medical Device Related Pressure Ulcer：MDRPU）とは、医療関連機器による圧迫やずれなどで生じた皮膚損傷のことをいい、広い意味では褥瘡の範疇に属するとされている。一般によく使われる医療機器に加え、抑制帯なども医療関連機器に含まれる（表4〈p.60〉）。これらの医療機器を使用している人は、褥瘡発生リスクがあるとされている[3]。

　MDRPUの予防として、外力低減ケア、スキンケア、全身管理などが重要とされている[4]。ポジショニングや体位変換に特に関連するのが「外力の低減」である。医療機器を使用している人に体位変換を行う際は、機器などがずれないよう注意が必要である。また、機器の上に患者を直接のせるようなポジショニングは避けるようにする。

（p.60につづく）

第 2 章　ポジショニングに必要なアセスメント

図3　寝位置の違いによる体圧への影響

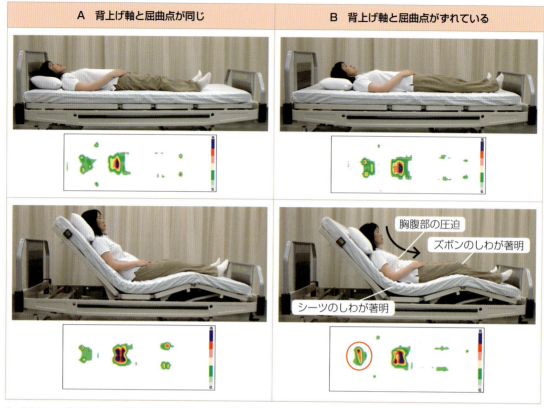

A、Bともに、臥床位では最大圧は仙骨部周囲に高く、差はあまりない。しかし、膝上げ・背上げをすると、背上げ軸と屈曲点がずれているBでは背中への部分圧の上昇がみられ、シーツやズボンのしわから、Aよりもずれが生じていることが予測できる。さらに、胸腹部が圧迫され安楽な呼吸が障害されることが予測される。

図4　体圧分散用具の選択フローチャート

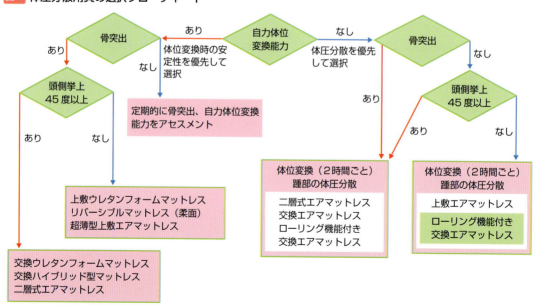

一般社団法人日本褥瘡学会編：在宅褥瘡予防・治療ガイドブック（第3版）．照林社，東京，2015：58．より改変して転載

ポジショニングにおける環境的要因と身体への影響

表2 体圧分散マットレス、サポート用クッションの種類と特徴

	分類	長所	短所
体圧分散マットレス	エア	●マット内圧調整により患者個々に応じた体圧調整ができる ●セル構造が多層のものは低圧保持できる	●自力体位変化に必要な支持力（安定感）が得にくい ●鋭利なものでパンクしやすい ●付属ポンプのモーター音が騒音になる場合がある ●付属ポンプフィルターの定期的な保守点検が必要である ●付属ポンプ稼働に動力を要する ●圧切換え型の場合、不快感を与える場合がある
	ウレタンフォーム	●低反発のものほど圧分散効果がある ●反発力の異なるウレタンフォームを組み合わせることで圧分散と自力体位変換に必要な支持力（安定感）を得ることができる ●動力を要しない	●患者個々に応じた休圧調整はできない ●低反発ウレタンフォーム上に体が沈み込みすぎ、自力体位変換に支障をきたす場合がある ●特に可動性が低下している患者には注意が必要である ●年月が経つと「へたり」（劣化）が起こり圧分散力が低下する
	ゲルまたはゴム	●動力を要しない ●表面を拭くことができ、清潔保持ができる	●重い ●マットレスの表面温度が低いため、患者の体温を奪う
	ハイブリッド	●2種類以上の素材の長所を組み合わせることができる	●体圧分散効果を評価するための十分なデータが不足している
サポート用クッション	ビーズ	●軽い ●水きれがよく手入れが簡単	●流動性があるため、形状が保持しにくい ●吸湿性はない
	ポリエステル綿	●保温性とクッション性に優れる ●軽い ●圧縮しても硬くなりにくい	●洗濯により綿が団子状になったり、中身が片寄ってしまう ●水きれが悪い
	ウレタンフォーム	●軽量 ●低反発のものは体にフィットする	●蒸れる ●室温が低いと硬くなる ●経年変化の影響が大きい
	ゲル	●ゲル自体が動き、荷重が分散しやすくなる	●重い ●室温が低いと硬くなる
	ハイブリッド	●素材の欠点を補う、または長所を組み合わせるなどの工夫がされている	

一般社団法人日本褥瘡学会編：在宅褥瘡予防・治療ガイドブック（第3版）．照林社，東京，2015：57．より改変して転載

第2章 ポジショニングに必要なアセスメント

図5 褥瘡予防用具の例

● 体圧分散エアマットレス
エアマスターネクサスR
（株式会社ケープ）

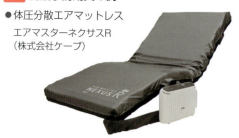

● 圧力測定器
携帯型接触圧力測定器 パームQ
（株式会社ケープ）

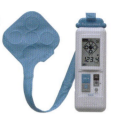

● サポート用クッション、ピローなど

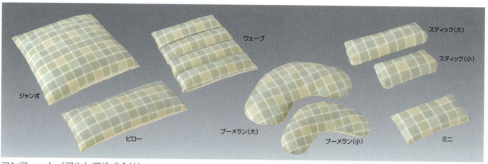

コンフィット（アルケア株式会社）

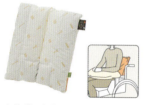

バックサポートクッション
（輸入元：ラックヘルスケア株式会社、総販売元：株式会社ケープ）

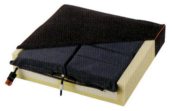

キュブレナ®クッション
（株式会社ケープ）

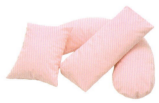

サポタイト®（株式会社ケープ）

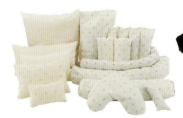

ロンボポジショニングピロー＆クッション
（輸入元：ラックヘルスケア株式会社、総販売元：株式会社ケープ）

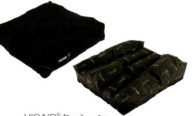

VICAIR®クッション
（ラックヘルスケア株式会社）

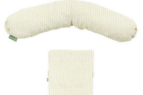

ナーセント®Ex ロール100（上）
ナーセント®Ex ワイド（下）
（アイ・ソネックス株式会社）

● 圧抜き用手袋
マルチグローブ
（パラマウントベッド株式会社）

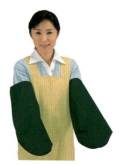

● スライディングシート
シートマスター
（ラックヘルスケア株式会社）

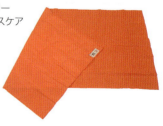

58

ポジショニングにおける環境的要因と身体への影響

表3 物的要因が身体・環境に及ぼす影響（例）

	条件	影響	原因
特殊ベッド	●背上げ機能 ●足上げ機能	●背上げ時に、仙骨・尾骨・踵への圧・ずれが生じる ●背上げ座位時に滑り座りになり、腹部圧迫、尾骨部へのずれ、不良姿勢になる ●フットボードに足趾が当たり褥瘡や潰瘍が発生	●ベッドの可動軸と身体可動軸が合っていない状態での操作
		●頭部・上部体幹に圧が移動し褥瘡発生 ●呼吸切迫による不快感、呼吸機能低下	●足を上げすぎる
	●ベッド幅 ●長さ	●足趾圧迫（布団に隠れているため注意が必要）	●対象者の身長や体格に合っていない
ベッド付属品	●ベッド柵 ●サイドレール ●オーバーテーブル	●食物が認識しづらい、食物がとりにくい（食器や食具が使いづらい） ●テーブルが高いと上肢の操作性が落ち、疲れやすい ●食事摂取量の低下につながる	●ベッド上での食事時に使用するオーバーテーブルやサイドテーブルの高さが合っていない
マットレスやクッションの素材	●エア	●沈み込みが大きく、底付きしやすい	●空気の入り具合が少ない
		●接触面積が狭くなり、圧が高くなる	●空気の入り具合が多い
		●底付き部分の褥瘡発生 ●マットレス本来の機能が失われる	●底付きしている
		●エアマットレス→ポンプ機能低下による空気圧調整力低下→除圧機能低下や底付き	●背上げ、リハモード、通気性、体位変換機能
	●ウレタン	●底付き（除圧機能低下） ●沈み込みやすくなる	●へたっている
		●沈み込みが強くなり、動きにくくなる	●軟らかすぎる
		●局所圧が高くなる	●硬すぎる
		●マットレスの長さが短くなり、背上げ時にマットレスが下方にずれる	●経年劣化
		●身体形状に添わない	●硬質ウレタンの場合
	●ゲル	●冷たい	●室温が低い場合
		●重い	●持ち運び時
	●ビーズ	●ポジショニングクッション本体の安定性が乏しい ●支持性が低下	●流動性が高い
大きさ	●マットレスが移動する	●身体寸法と合わず不良姿勢を誘発（呼吸機能低下、腹部圧迫、不快、嚥下機能低下など）	●ベッド寸法とマットレス寸法が異なっている
	●大きさ	●姿勢位置やアライメント、四肢のポジションが変わってしまう可能性がある	●身体寸法より小さい

第2章 ポジショニングに必要なアセスメント

第2章 ポジショニングに必要なアセスメント

カテーテルを使用している患者へのポジショニングでは、身体とクッションの間にカテーテルが挟まっていないか注意する。カテーテルが挟まったままでは局所的に圧迫やずれが加わり、少しの動きでカテーテルが擦れて水疱形成や皮膚損傷につながる。カテーテルがどこにあるの

か常に確認しながら、ポジショニングや体位変換を行うことが重要である。
　医療関連機器が身体や活動に及ぼす影響の例を**表5**に挙げる。

表4 医療関連機器の例

- 深部静脈血栓症予防用弾性ストッキング
- 非侵襲的陽圧換気療法マスク
- ギプス、シーネ（点滴固定用含む）
- 経鼻経管法用チューブ（経鼻胃チューブ等）
- 経ろう管法用チューブ（胃ろう等）
- 間欠的空気圧迫装置
- 手術用体位固定用具（手台、支持板、等）
- 血管留置カテーテル（動脈ライン、末梢静脈ライン）
- 尿道留置用カテーテル
- 経皮的動脈血酸素飽和度モニタ（SpO₂モニタ）
- 抑制帯
- 車椅子のアームレフト・フットレフト
- 酸素マスク
- 経鼻酸素カニューレ
- 気管切開カニューレ
- 気管内チューブ（経鼻または経口気管挿管専用チューブ、バイトブロック）
- 酸素マスク・気管切開チューブの固定用ひも
- 気管切開カニューレ固定具
- 上肢装具（指装具、把持装具、肩装具、等）
- 下肢装具（整形靴、短下肢装具、長下肢装具、等）
- 体幹装具（胸腰仙椎装具、頸椎装具、等）
- 介達牽引
- ベッド柵

一般社団法人日本褥瘡学会編：ベストプラクティス 医療関連機器圧迫創傷の予防と管理．照林社，東京，2016：6．より引用

表5 医療関連機器が身体や活動に及ぼす影響

物品	影響	原因
医療機器全般	摩擦やずれを誘発	● 適切な大きさかつ身体に適切にフィットしていない ● 医療機器が動かないよう十分に固定されていない ● 医療機器の上に身体がのっている ● クッションにチューブなどが挟まれている
ストッキング	局所圧	● しわ

COLUMN スキン-テア（皮膚裂傷）

　MDRPUと同様に、スキン-テア（皮膚裂傷）にも注意が必要である。2018年度の診療報酬改定において、「褥瘡対策に関する診療計画書」のリスク評価項目に「スキン-テア」が組み込まれ、褥瘡対策に欠かせない項目となった。
　通常の医療・療養環境でスキン-テアが発生する状況としては、医療用リストバンドが擦れる、医療用テープを剥がす際に皮膚が裂ける、車椅子などへの移動・移乗介助時にフレームなどが擦れる、体位変換時の摩擦やずれなどが挙げられる。スキン-テアも摩擦

やずれが発生要因となっているため、医療用テープ貼付部の皮膚に緊張が加わらないように貼付したり、テープを剥離しやすくするためにつまみをつくっておくなどの配慮が必要である。
　スキン-テアが発生している、もしくは発生するおそれがある患者への体位変換時や移動介助時には、摩擦を軽減できる用具（スライディングシート、スライディングボード、スライディンググローブ）などを活用する。四肢を挙上する際は、握るのではなく下から支えるように保持するなど、外力の軽減に努める。

> **ここがポイント！**
> - 医療機器を使用している人の体位変換では、機器などがずれないように注意する
> - 医療機器の上に患者を直接のせるようなポジショニングは避ける
> - 患者とクッションなどの間にカテーテルが挟まらないようポジショニングを行う

3 着衣・寝具（敷物など）

①衣服圧、衣服内気候、肌触りを考慮する

　衣服やおむつ、失禁パッドなどは身体に直接触れるため、素材や大きさ、交換方法などが重要である。特に衣服は、体毛を失った人間の第2の皮膚といわれることから[5]、衣服がヒトにどのような影響を及ぼしているのかを理解する必要がある。

　衣服の快適性の要因には、①衣服圧*、②衣服内気候、③肌触り（接触感、接触温冷感）が関係する。衣服圧が大きすぎると血行不良になり、生理的な不快を感じるようになる。**表6**に衣服圧の生体への影響を示す。

　衣服内気候とは、衣服と皮膚の間の微少な空間の温度・湿度・気流の総称である。高齢者の場合、皮膚表面にある温度受容器（温点・冷点）の数が著しく減少していることから、接触温冷感が低下しているといわれている。そのた

め、室温に合わせた衣服を選択することが難しく、室温が低くても薄着のままで過ごすことが多い。また、認知症患者では、気温が高くても何枚も衣服を着込み、衣服内気候が高くなる傾向にある。

　なお、接触温冷感の低下やスキン-テアなどの観点から、衣服の素材は柔らかく、伸縮性とクッション性をかねそなえたものを選択するとよい。さらに、仰臥位では皮膚がマットレスと接触している面積が大きいため、容易にマットレスと衣服との間に摩擦が生じやすくなる。褥瘡対策として摩擦やずれを減らすために、綿織物や綿混紡布ではなく、絹様の柔らかい布地の使用を検討するとよい[5]。

　近年、スポーツ界においては、衣服は進化している。また、スーツ業界でも衣服圧という言葉が一般的に使われるようになっている。しかし、治療・療養環境においては、身体の形態や生理機能（特に高齢者）に合った衣服が提供できているとはいいがたい。

　体位変換を行うとき衣服はずれやすい。着衣の圧迫やずれが四肢・体幹などを圧迫し、身体を動かしにくくする要因となるため、体位変換の方法や頻度も検討する必要がある。そのほか、背上げ時に身体を起こすときや背上げ座位から背下げする際にも着衣のずれが生じる。この場

表6　衣服圧の生体への影響

1　**圧迫そのものの力学的効果**
　- 圧縮変形　　● 筋負担増加
　- 内臓変形　　● 血流低下—皮膚温低下　● 心肺機能低下

2　**皮膚圧反射—体性自律性反射**
　- 皮膚温変化　　● 唾液の分泌抑制
　- 発汗抑制　　● 尿中ノルエピネフリンの増加
　- 血流低下　　● 心拍変動性（心臓自律神経系評価指標）の変化

3　**中枢神経系**
　- 安静時脳波の変化
　- 事象関連電位（随伴性陰性変動CNV等）の変化

田村照子：衣服圧の功罪. 日本家政学会誌 2000；51（11）：1091. より引用

＊：衣服を着用したときに身体表面が受ける圧力のこと。服地を伸ばしたとき、伸縮性が小さいと服地によって皮膚が圧迫される。衣服圧の許容限界は40gf/cm²とされているが、部位によって異なる[5]。

合は、圧迫やずれを解消するために圧抜きをしたり、着衣のしわを取るなどのケアが必要である。

なお、褥瘡予防では、ベッドで背上げ・背下げをする際に、背抜き・足抜き・尻抜きなどいわゆる「圧抜き」の実施が勧められている。しかし、背上げ・背下げ時だけでなく、体位変換時や姿勢修正時、動作介助時、リハビリテーション時、移乗後、ポジショニングにおけるサポート時など、あらゆるケアにおいて実施することが推奨される。

身体に生じている圧迫は、体圧による圧迫だけでなく衣服圧も生じていることを考慮すべきであり、衣服圧や衣服のしわなども解消することを心がけるべきと考える。いずれにしても、摩擦やずれを軽減し皮膚を保護するためには、締めつけず、柔らかく、しなやかな素材のものを選択することが重要である。

> **ここがポイント！**
> - 身体に生じる圧迫は、体圧による圧迫だけでなく、衣服圧も生じていることを考慮する
> - 圧抜きでの解消のほかに、衣服圧や衣服のしわも解消することを心がける
> - 衣服による摩擦やずれ、圧迫を軽減し皮膚を保護するために、締めつけず、柔らかく、しなやかな素材のものを選択する

②失禁パッド、おむつ

失禁パッドやおむつを使用している場合、おむつ内は高温多湿な環境になりやすく、湿潤環境に長時間さらされることになる。さらに、尿・便失禁の状態では皮膚の浸軟状態が続くだけでなく、尿や便によって皮膚のバリア機能が障害され、少しの摩擦やずれで皮膚損傷が起こりやすくなる。そのため、失禁パッドやおむつの機能や素材、交換頻度などを検討する必要がある。ただし、おむつやパッド交換時にも摩擦やずれを誘発し、患者の身体や活動に影響を及ぼすことがあるので注意する。

なお、おむつや失禁パッドは重ねて使用しても吸収率が上がらないだけでなく、体圧分散寝具の効果が減弱してしまう恐れがある。さらに股関節の外転・外旋位をとりやすくなり不良姿勢につながる可能性があるため、使用するおむつや失禁パッドは、患者の排泄状況や介護状況に応じて正しく選択することが重要である。排泄日誌などを活用し、患者の排泄に関するプランを作成し実施する。

> **ここがポイント！**
> - おむつやパッド交換時にも摩擦やずれを誘発し、患者の身体や活動に影響を及ぼすことがある
> - 患者の状況に応じて使用するおむつやパッドを正しく選択し、排泄パターンを把握し、排泄ケアプランを作成して実施する

③シーツ

糊の効いたシーツを体圧分散マットレスなどに使用すると、マットレスの機能の低下をまねき、身体や活動へ影響を及ぼす。

また、シーツは張り方に注意が必要である。特に、エアマットレスにシーツを張る際、「ピン」と張ってしまうと骨突出部に「ハンモック現象」（図6）が生じ、局所の体圧が増加するとともに、骨突出部周囲の横方向への引っ張り力が発生し、摩擦とずれが生じる[6]。体圧分散用具の効果を生かすためにも、シーツはしわにならないように、かつピンと張りすぎないようにしなくてはならない。

通常のシーツとボックスシーツにおいて、ずれやしわの発生状況を比較した研究では、ボックスシーツのほうがベッドメイキングの際に足元のシーツを適度な力で引っ張ることができ、たるみが発生しにくく、ベッド全体のしわも少なかったという報告[7]もあり、近年ではボックスシーツを導入している施設が増えている。しわになりにくく、ピンと張りすぎないボックスシーツの活用も有効である。

なお、汚染防止などでバスタオルを敷いてい

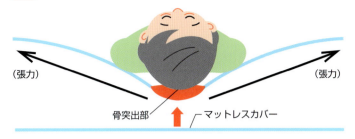

図6 ハンモック現象

(張力) ← → (張力)

骨突出部 ↑ マットレスカバー

- マットレスカバーに伸縮性がない場合、接触面積が減り、体圧が分散できない。
- その結果、骨突出部にハンモック現象が起こり、張力によって圧力が上昇する。

真田弘美, 須釜淳子:改訂版 実践に基づく最新褥瘡看護技術. 照林社, 東京, 2009：63. より引用

ることもよくあるが、バスタオルは伸縮性に乏しく、マットレスの沈める機能を阻害したり、寝返りや起き上がり、おむつ交換などのベッド上での動作時に容易にしわができるため、使用は避けるべきである。

> **ここがポイント！**
> - 糊の効いたシーツを体圧分散マットレスなどに使用すると、マットレスの機能の低下をまねく
> - シーツを「ピン」と張ってしまうと、「ハンモック現象」が生じ、局所の体圧増加や摩擦・ずれが生じるため、シーツはしわにならないように、かつピンと張りすぎないようにする

4 居室・寝床環境

　患者が1日のほとんどを過ごす病室や施設、在宅での居室などの環境においても、さまざまな身体的・活動的影響を及ぼす。

　例えば、なんらかの理由で入院となった高齢者が、家具の位置、接する人々、居室の雰囲気の違いといった生活環境の変化から不穏やせん妄状態になることは珍しくない。場合によっては、潜在していた認知症の発症に至ることもある。ベッドが硬く背中や腰が痛い、テレビの向きが悪くて首が痛い、音がうるさくて熟睡できないなど、疾患のため臥床を余儀なくされた患者ならではのさまざまなストレスが存在する。

　温熱環境においては、住んでいる地域や個人の好み、ライフスタイルなどによって大きく異なる。温暖な環境下では、身体に密着したポジショニングピローによって皮膚温が高くなることがある。

　ベッドが窓際にある場合は、気温の変化以外にも光が入りすぎることにより、まぶしく、不快に感じることがある。照明が明るすぎたり、ベッドの真上に照明器具がある場合なども同様である。

　病室には、図7のようにさまざまな医療機器がベッド周辺に配置されている。機器が直接身体に触れなくても、音や光などのさまざまな要因が発汗や頻呼吸、筋緊張亢進など交感神経を刺激し快適性に欠ける結果となり、患者が安楽に休むことを難しくする。

　新たな褥瘡予防として、「マイクロクライメット」の管理が注目され、体圧分散用具やカバーの選択・使用について述べられている[3]（p.45、「注目される新しい概念"マイクロクライメット"」の項参照）。掛け布団や敷き布団、マットレスやシーツ、ポジショニングピロー、着衣など身体に直接触れるものの素材を考慮し、居室内の温度・湿度の管理を行い、患者が安楽に過ごせるよう努める。

　また、例えば見舞いに訪れた家族や友人が、乱雑なベッド上に不良姿勢で筋緊張も高く、苦しそうな呼吸をしている患者を見た場合と、綺

第 2 章　ポジショニングに必要なアセスメント

図7　一般的な病室

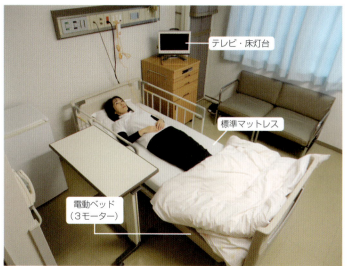
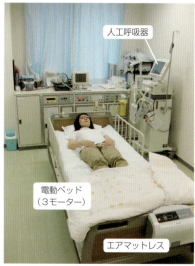

ベッド周辺にはさまざまな医療機器が設置され、音や光などの要因により安楽に休むことが難しくなることがある。

麗で整った環境に、姿勢よく、緊張もなく、安らかな息づかいをしている患者を見た場合とでは、どのように感じるのか容易に想像がつく。きれいに整った居室・寝床環境は、機能的にもよく、合理的で弊害事象を少なくすることができる。ただ単に美しい居室・寝床環境を求めてポジショニングを行うのではなく、合理的・効果的に行った結果が、整った美しい環境になるという現実を知らなくてはならない。

居室・寝床環境にどのような目配り・気配りができるのかは、患者の尊厳を守るポジショニングの実践としての基本ともいえる。患者の状態や状況を、どこまで考慮できるかが重要になる。われわれ医療従事者にとっては当然であり仕方がないと思われがちな居室・寝床環境が、患者にはどのように感じられ、どのように映っているのか推察し、適切なケアを行わなくてはならない。

ここがポイント！
家具の位置や居室の雰囲気、音や温熱環境、照明など、患者の状態や状況を考慮し、尊厳を守り、適切なケアを行う

物理的要因（外力）

物理的要因とは、外力（圧迫・摩擦・ずれ）のことであり、褥瘡発生の原因にもなり、人体や活動に影響を及ぼす。

「圧力」とは、垂直方向に働く力であり、「摩擦力」は平行方向に働く力、「せん断力」は水平方向に働く力のことである（図8）。皮膚へ水平方向に働く力は皮膚組織にゆがみを生じさせ、真皮や毛細血管網などが引き伸ばされ、薄く変形し、血管径が縮小し虚血が生じる（褥瘡の発生）。

「圧迫」が加わりやすい部分は、臥位では仙骨部、尾骨部、大転子部、踵部であり、座位では坐骨部、尾骨部、大転子部である。特に、高齢者の痩せや筋萎縮が著明な人では、体重が骨突出部に集中しやすい。局所圧が高くなったり、皮膚が過度に伸張されるため、より圧迫や骨突出部周辺の血管も伸張される。骨突出部では、皮膚の緊張度が高く、突出しているため外力にさらされやすい。持続的圧迫による褥瘡リスクを軽減するには、体圧分散用具、特にマットレスやクッションの選定・適合と体位変換（時間

図8 頭側挙上時に生じるせん断力

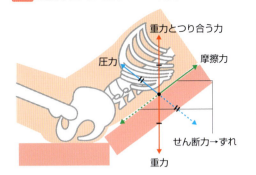

①ベッド挙上により、上半身に徐々に角度がつく
②上半身に加わる重力とつり合う力から、圧力（ベッドに垂直な方向）と摩擦力（ベッドに平行な方向）が生じる
③ベッド挙上角度が上がるほど、摩擦力によるずれが大きくなる
④頭部を下げる際にも、逆の現象によりずれが起こる

酒井梢，松井優子，下田晋也，他：体圧分散ケアとしてのポジショニング．エキスパートナース 2008；24（1）：32．より引用

の管理）が重要になる。

「摩擦」「せん断力」が加わりやすい場面は、体位変換時や医療的処置時、移乗時、ベッド操作時などである。背上げ・背下げ時に仙骨部や尾骨部、踵部に大きな圧力とずれ力が生じ、圧迫やずれを何度も繰り返していると、ポケットが形成されることもある。皮膚表層と接触している支持体との間にずれ力と圧力が働くと、組織の深部に圧縮応力とせん断応力が加わる。骨突出があると重度な虚血となり、深い褥瘡を生じる。特に、おむつ交換やベッド上での動作、座位での滑り座りなどでみられるため、注意が必要である。

ここがポイント！
- 臥位では仙骨部、尾骨部、大転子部、踵部、座位では坐骨部、尾骨部、大転子部に圧迫が加わりやすい
- 体位変換時や医療的処置時、移乗時、ベッド操作時などで摩擦やせん断力が加わりやすい

時間的要因

褥瘡発生に関与するのは、圧迫・ずれ・摩擦である。そのなかで、時間的要因が最も関係するのが「圧迫」である。圧迫は、短時間では大きな問題とはならないが、同一部位に持続的に圧迫が加わることで褥瘡発生のリスクが高まる。

また、持続的圧迫は不快・侵害刺激となり、筋緊張を高める結果となる。前述のとおり、圧迫が加わりやすい部位は褥瘡の発生率が高い。持続的圧迫による褥瘡リスクを軽減するには、体圧分散用具、特にマットレスやクッションの選定・適合と体位変換（時間の管理）が重要になる。

以前より、褥瘡予防発生の観点からは、毛細血管閉塞圧値を参考に、2時間ごとの体位変換が推奨されてきたが、現在では対象者の身体状況や活動状況、褥瘡リスクのレベルなどを勘案し、使用する褥瘡予防マットレスの効果に応じて、4時間を超えない範囲で体位変換時間を設定することが推奨されている[3]。体位変換時間は、対象者の組織耐久性や皮膚状態、全身状態（身体状況）、自分でどれだけ動くことができるのか、どのような福祉用具を導入しているのか（活動状況）などによって決定し、ケアプランなどで共有する。褥瘡の状態が悪化するようであれば、体位変換の頻度と方法を再検討する。

時間的要因においても、どのようなマットレスを使用するのかが重要になってくる。なぜなら、マットレスは身体に最も広く接地しているため、マットレスの種類によって体位変換やポジショニングの方法が変わってくるからである。介護者の人数が少ない場合には、自動で体位を変換してくれるマットレスもあるため、福祉用

表7	介護者が要因で患者の身体や活動に及ぼす影響
年齢・健康状態	介護に協力できる時間や頻度に制限が出る 持病があると、介護時に負担がかかる 加療や入院によって介護が困難となる
介護知識の有無	介護知識が乏しい状況での日々の介護は褥瘡の発生を誘発しやすい
協力の度合い	協力できる人（特定の人物）に負担がかかる
体制（人数など）	介護者の人数が少ないと負担がかかる
経済的不安	福祉用具やケアサービスの導入が難しくなり、褥瘡発生を誘発しやすい

具専門相談員らに相談するのもよい。

人的・社会的要因

人的・社会的要因とは、対象者にかかわる介護者（家族ら）やケアスタッフのことである。人的要因のなかで、介護者の年齢や健康状態、ケアにどれぐらい協力できるのか、何人体制でケアが行えるのか、経済的不安はないか、福祉制度・サービスなどに関する情報があるのかなどを把握しておく。介護者が高齢である場合や健康状態があまりよくない場合、ケアへの協力は難しくなることが考えられる。対象者に対して介護者1人の場合は、介護者1人で24時間ケアにあたらなければならず、介護者の心身機能が低下し、共倒れとなる可能性が高い。また、経済的に不安がある場合も、福祉用具やケアサービスなどの導入が難しくなり、褥瘡が発生しやすくなる。

介護者のポジショニングに関する知識や認識があるか否かによっても、ケアの質に影響を及ぼす。介護者が家族の場合は、ほぼ専門的知識がない状態でいきなり介護を行わなければならない。体位変換や移乗介助時に対象者を引きずったり、長時間同じ姿勢の状態でいさせたりする場合がある。また、適切な福祉用具を導入できなかったことにより、褥瘡部位や褥瘡好発部位への圧迫を除去できずに、気がついたときには褥瘡が悪化または発生していた、ということ

も少なくない。そこで、在宅療養を選択した際には、入院中に専門的知識をもったスタッフから体位変換や圧抜きの方法など、ポジショニングに関する指導を受けることが重要である。

しかし、医療機関や福祉施設等で働くケアスタッフであっても、褥瘡予防関連の教育が十分にされているとはいえない場合もある。リハビリテーション従事者に関しては、学生時代には褥瘡予防についての教育はほとんどなされておらず、卒業後に自助努力で行っている状態である[8,9]。

そのため、まずは組織単位で、患者にかかわる全職種に、継続的に教育を実施することが望ましい。あわせて、地域全体で取り組むことで、対象者がどこに住んでも継続的な支援を受けることができる体制を築いていくことが、地域包括ケアにつながるのではないだろうか。

人的要因として重要な介護者の状態が、患者の身体や活動に及ぼす影響を**表7**にまとめる。

ここがポイント！

● 介護者の年齢や健康状態、ケアの体制や不安、福祉制度・サービスなどに関する情報、ポジショニングに関する知識や認識度を把握し、家族へ指導する
● 医療従事者であっても、褥瘡予防やポジショニングについての教育が十分にされているとはいえない。まずは組織単位で、患者にかかわる全職種に、継続的に教育を実施する

ポジショニングにおける環境的要因と身体への影響

*

　ポジショニングを受ける患者は、自らの要求を求めることができない状態・状況であることも少なくない。そのためケアするわれわれが可能な限り患者により添い、適切なアセスメントを行い、ケアにフィードバックすることが、尊厳あるケアにつながることになるだろう。

引用文献

1. 一般社団法人日本褥瘡学会ホームページ用語集：ポジショニング.
http://www.jspu.org/jpn/journal/yougo.html#yougu（2018/9/5アクセス）
2. 一般社団法人日本褥瘡学会編：臥位③体圧分散マットレス・用具. 在宅褥瘡予防・治療ガイドブック 第3版. 照林社, 東京, 2015：57.
3. EPUAP, NPUAP, PPPIA：褥瘡の予防と治療 クイックリファレンスガイド日本語版. 真田弘美, 宮地良樹 監訳.
メンリッケヘルスケア, 2014：22.
http://www.molnlycke.jp/Documents/JPN/Wound%20Care/v2_Japan_Quick%20Reference%20Guide.pdf（2018/9/5アクセス）
4. 一般社団法人日本褥瘡学会編：医療関連機器圧迫創傷の予防・管理の基本. ベストプラクティス 医療関連機器圧迫創傷の予防と管理. 照林社, 東京, 2016：19-22.
5. 田村照子：衣服圧の功罪. 日本家政学会誌 2000；51（11）：1089-1092.
6. 松井優子, 松本勝：摩擦・ずれを防ぐ有効なポジショニングとスモールチェンジ法. 真田弘美, 市岡滋, 溝上祐子編. 進化を続ける！褥瘡・創傷 治療・ケアアップデート. 照林社, 東京, 2016：38-40.
7. 野呂志津子, 山口智子, 佐藤奈津美, 他：ボックスシーツと従来シーツとのずれ・しわの比較検証. 日本看護技術学会誌 2013；12（2）：59-63.
8. 永吉恭子, 高橋明美, 前田真由美, 他：リハビリテーション専門職の褥瘡教育の現状について. 褥瘡会誌 2016；18（3）：375.
9. 山崎宏大, 永吉恭子, 北出貴則：リハビリテーション専門職の褥瘡教育の現状について（第2報）. 褥瘡会誌 2017；19（3）：369.

第2章 ポジショニングに必要なアセスメント

ポジショニングの実践

患者の日常生活全体を通して、褥瘡予防の実践について考えることが必要である。
呼吸が楽に行え、食事をおいしく安全に摂れることが、結果として褥瘡予防につながる。

第3章 ポジショニングの実践

皮膚・軟部組織にやさしいケア

身体の持ち方（触り方）

患者に体位変換や更衣介助、動作介助などを行う際は、身体の持ち方にも配慮が必要である。手足を持ち上げる際は上からつかまず、手掌全体で下から支えるようにする（図1）。特に、骨の部分を握らないように注意する。上からつかむことは皮膚に刺激（外力）を加えることになり、スキン-テア発生や不快刺激の原因になるので注意が必要である。

患者の皮膚状態によって、ベッド柵やベッド周辺の環境要因による皮膚損傷や圧迫損傷を防ぐため、ベッド柵にカバーをつけたり、ギプスの下巻や柔らかい素材の手袋やレッグカバーなどを装着して損傷を予防する。

> **ここがポイント！**
>
> 患者の手足を持ち上げる際は手掌全体で下から支えるようにする（特に、骨の部分を握ったりしない）。また、ベッド周辺の環境要因による皮膚損傷や圧迫損傷を防ぐための工夫をする

 身体の支え方

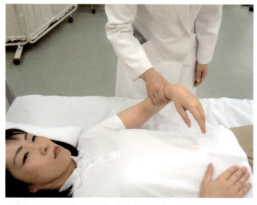

✕ 上からつかむ

つかんでいる部分の皮膚に外力が加わり、皮膚が引っ張られる。また、つかんでいること自体が圧迫となり痛みや不快感が生じる。

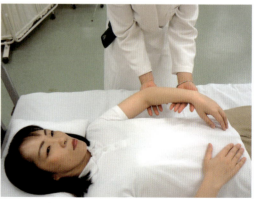

○ 下から支える

腕の重みを下から手で受けることにより、安心感があり、皮膚のずれも少ない。

皮膚・軟部組織にやさしいケア

サポート用クッションの選び方、使い方

クッションで身体をサポートするときは、図2のように身体に沿いやすい素材や形状のものを選択し、支持面積を広げて身体に沿うようにサポートする。クッションを身体に押し当てたり、隙間に押し込んだり、いきなり入れたりすることは、サポート自体が患者の皮膚や軟部組織を刺激（圧迫）することになるので行わない。また、そのような方法では、クッションに体重が十分にのらないことがある。体重が十分にクッションにのらないと、姿勢の崩れを引き起こしやすくなり、十分なサポートにならないため注意する。さらに、着衣をしっかりと伸ばして、しわやよれがないようにする（図3）。

> **ここがポイント！**
> クッションは身体に沿いやすい素材や形状のものを選択し、クッションに身体（体重）がのっている状態にする

第3章 ポジショニングの実践

図2 クッションの形状による支持面積、姿勢の安定性の違い

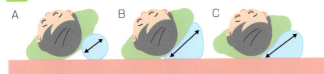

支持面積：A＜B＜C
姿勢の安定性：A＜B＜C
姿勢の崩れやすさ：A＞B＞C

クッションは身体に沿いやすく、支持面積が広いほうがよい。

図3 クッションの使い方

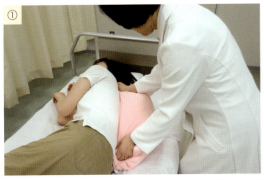
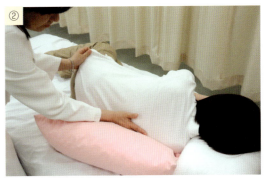

- クッションは身体に沿いやすいようにならし、沿わせながら入れる。いきなり入れたり、押し込んだり、押し当てたりしない。背部にサポートする場合は、なるべく厚みの少ない楕円形のものを選び、接触面積が広くなるよう挿入する（①）。
- クッションを当てた後、支持する背部の着衣のよれやしわをなでて伸ばす。クッションに背部の重量をのせるように支持する（②）。

✗ クッションを突っ込んでいる、入れているだけ

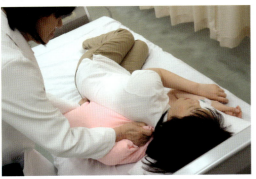

- クッションを差し込む、押しつける。
- サポート自体が患者の背部の皮膚や軟部組織を刺激する（圧迫を加える）。
- クッションの素材を考慮しない、クッションをならさない。
- 背部の体重がクッションにのらず、十分なサポートにならない。
- 骨突出部への圧迫は軽減できない。
- 姿勢の崩れを引き起こす。

体位変換時の外力の軽減方法

1 体位変換を行う際は、外力がかからないように注意する

　体位変換や寝位置の修正、動作介助の場面では、外力の軽減および解消を行う介助方法、つまり褥瘡予防の観点に基づいた介助（またはトータルケアに基づいた介助方法）を行う。これらには、人的介助による方法と、スライディングシートやスライディングボード、介助グローブ、リフトなどを使用した物的介助による方法がある。なお、これらは一般的に介助用具として使用されていることが多いが、摩擦やずれなどの外力を軽減できることから、褥瘡予防用具としても活用されている。

2 仰臥位での移動の方法と注意点

　仰臥位での移動や寝位置の修正を行う際、身体とマットレスとの摩擦が生じやすくなり、骨突出部などに摩擦やずれが生じるため、患者を引きずったり持ち上げたりしない。移動に伴う摩擦やずれなどを軽減させるスライディングシートや介助グローブなどを使用して行うほうがよい（図4）。これは、介助者の腰痛を防ぐための負担軽減にも役立つ。なお、移動の際は一度に動かそうとせず、上半身、殿部、下半身の順に動かすようにする（図5）。

> **ここがポイント！**
> 寝位置修正など臥位での移動を行う際は、スライディングシートなどを利用して、摩擦やずれなどの外力が発生しないように注意する

圧抜きの目的と方法

1 なぜ"圧抜き"をするのか

　長期間臥床を強いられる患者には、サポートやマットレス支持面、着衣のずれや圧迫（衣服圧）、シーツなどの敷物により、摩擦・ずれや圧迫などの外力が生じる。このような、同じ部位にかかった圧を軽減、または解消するために圧抜きを行う。圧抜きの目的を表1にまとめる。圧抜きには「局所的に行うもの」と「全身に行うもの」がある。また、圧抜きは表2のような場面で行われる。

　同じ部位にかかった圧を軽減、または解消

図4　仰臥位での上方移動の比較

●人的介助

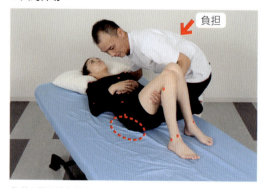

患者の肩と膝を抱えて上方移動する際、殿部を引きずる危険がある。また、介助者の腰部にも負担が生じてしまう。

●スライディングシートを使用

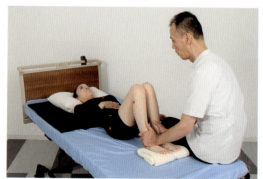

上半身後面にスライディングシートを敷く。患者が足に力を入れやすくなるよう足部を軽く支持し、殿部を持ち上げるようにして上方へ移動する。

皮膚・軟部組織にやさしいケア

図5 介助グローブを使用した臥位の側方移動の介助

①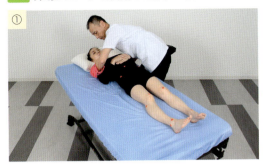
頭部を支え、肩に差し込んだ手を手前に引き寄せる。

②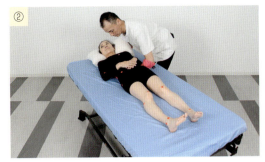
肩の下と腰部に手を入れ、胸部を手前に引き寄せる。

③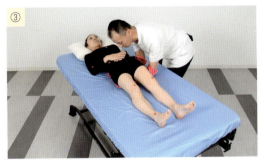
仙骨部を浮かし、腰部と大腿部に手を入れ、手前に殿部を引き寄せる。殿部を移動させるときは、腰部と大腿部で挟むように支え、グローブの滑りを生かして水平に移動する。

④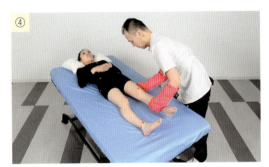
下肢を片方ずつ、または両下肢を下から抱えて引き寄せる。

するために行う圧抜きであるが、身体とマットレスの間に介助者の手を差し込むという介入自体が、圧迫やずれを生じることにもなる。そのため、接触している部位のマットレスを手で押して隙間をつくり、手を差し込むようにするとよい。マットレスを床方向に押すだけでも、圧の軽減（圧抜き効果）を図ることができる。

このほか、圧抜きは気流を起こすため、マイクロクライメットの軽減にも効果がある。

圧抜きの方法には、「用手で行う方法」と「介助グローブなどを使って行う方法」がある。

> **ここがポイント！**
> 圧抜きは、身体とマットレスが接触している部分に加わる圧迫やマイクロクライメットを軽減・解消させるために行う。マットレスを床方向に押すだけでも圧の軽減を図ることができる

表1 圧抜きの目的

- 姿勢調整と保持
- 動作や活動における快適性や安楽の保持：リラクセーションを図る、筋緊張緩和、疼痛軽減、不快感軽減
- 局所的な循環改善を図る

表2 圧抜きを行う場面

- クッションで身体をサポートする際
- 体位変換や姿勢修正、臥位時での移動介助の際
- 背上げ・膝上げなどのベッド操作の際
- 座位移動や座位姿勢修正の際
- 更衣介助の際
- 整容、立ちしゃがみ動作介助、移乗介助の際
- ベッド上臥位保持、ベッド上座位保持、車椅子座位保持の際

第3章 ポジショニングの実践

2 用手での圧抜き方法

身体とマットレスなどが接触しているところに手を差し込んだり、抜いたりして圧の軽減・解消を図る。圧評価をもとに、頭部、肩甲骨部、背部、腰部、腸骨部、殿部、大腿部、下腿部、踵部などに行う（図6）。

身体とマットレスなどの間へ手を差し込む際は、圧抜きする部位のマットレスを床方向に押すと、隙間ができて手を差し込みやすくなる。摩擦などが発生する恐れがあるため、手を差し込む際は手掌を上にしてゆっくり行う。圧軽減ができているか、圧が加わっていないかどうか確認する。

> **ここがポイント！**
> 用手での圧抜きでは、摩擦などの外力が発生しないようマットレスを床方向に押し下げてから手を差し込むようにする

3 介助グローブを使用した圧抜き方法

介助グローブを使用して圧抜きを行う際は、着衣の上から、身体表面を軽く、ゆっくりとなでるようにする（図7）。早くなでると不快な刺激となり、かえって患者の緊張を高めることにつながるので注意する。

> **ここがポイント！**
> 介助グローブを使用した圧抜きは、患者の身体表面を軽く、ゆっくりとなでるように行う

4 衣服圧の解消（着衣のしわ取り）

患者の着衣の端をつまんで衣服のしわを伸ばし、衣服圧を解消する。上衣・下衣それぞれに行う。なお、皮膚もしわが生じている可能性があるので、着衣のしわ取りを行う際に、衣服

図6 用手での圧抜き

● 肩甲骨部
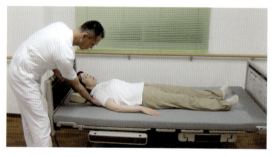

● 腰部・腸骨部
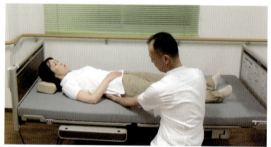

● 頭部
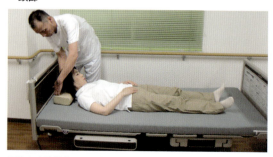

● マットレスを押して圧を抜く
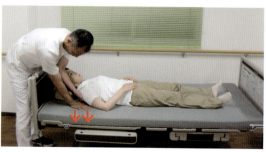

圧抜きする部位のマットレスを床方向に押すと、隙間ができて手を差し込みやすくなる。手を差し込む際は手掌を上にしてゆっくり行う。

図7 介助グローブを使用した圧抜き

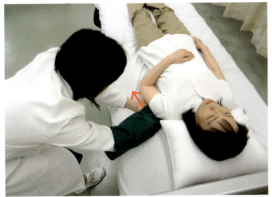
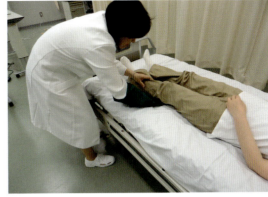

床方向にマットレスを押しながら手掌を挿入し、衣服の上から、軽く、ゆっくりと、表面をなでるように行う。

図8 衣服圧の解消

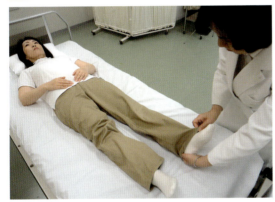
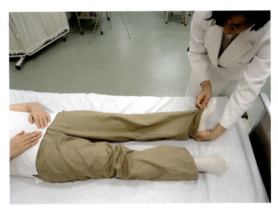

着衣の端をつまんでしわを伸ばす。衣服を伸ばすと同時に、衣服の表面も軽くゆっくりとなでると、皮膚のしわやよれも軽減できる。

の表面を軽くゆっくりなでるようにすると、皮膚のしわやよれも軽減でき、不快の解消と緊張の緩和につながる（図8）。

> **ここがポイント！**
> 衣服圧を解消する際に、衣服の表面を軽くゆっくりなでるようにすると皮膚のしわやよれも軽減でき、患者の不快の解消と緊張緩和につながる

第3章 ポジショニングの実践

ポジショニング実施時の確認事項

ベッドの構造と機能の理解（背上げ・膝上げ軸の位置、角度の確認）

　ポジショニングを行う際、マットレスやクッションなどについ注視しがちである。しかし、患者の大半は、ベッド上臥床の状態であり、ポジショニングはベッド上で行われることが多い。そこで、まず使用しているベッドについての構造や機能について確認する必要がある。特に、背上げや膝上げなどの際に、ベッドがどのような機能を有しているのか理解しておくことが重要である。

　患者の臥床環境を考えてみると、ほとんどの場合がベッドの上にマットレスが置かれ、シーツで覆われ、その上に患者が臥床している。ベッド自体は患者を直接支持しないが、マットレスがあることで、患者を支持することになる。そのため、ベッドの構造や機能はマットレスを介して、患者に影響を及ぼすことになる。

　ベッドの構造や機能で特に重要なのが、背上げ・膝上げ機能である。ポジショニングの実施でも、背上げ軸や膝上げ軸の位置が重要であるため確認しておく（図1）。なお、背上げや膝上げの機能は製造会社によって異なるため、十分確認しておく必要がある。また、寸法（長さや幅）、高さ調節機能、スイッチの操作性、その他の機能についても十分把握することが重要である（表1）。

> **ここがポイント！**
>
> ベッドは患者を間接的に支持するため、患者へ影響を及ぼすことになる。背上げや膝上げなど、どのような機能をベッドが有しているのか理解しておく

大転子部の位置の確認

　ベッドの軸位置と身体の軸を確認する。大転子は背上げ軸位置の指標となるため、触診で確認し、大転子部をベッドの背上げ軸位置に合わせるようにする。大転子の確認方法を図2に示す。

表1 ベッドの構造・機能のチェックポイント

- 背上げ・膝上げ・高さ調節機能、ティルト機能、連動機能、下肢挙上機能
- 背上げ・膝上げ軸の位置
- 背上げに付随して背部角度が調整できるかなど（摂食嚥下時の頭部角度調整）
- 背上げ角度・膝上げ角度（角度表示が可能か否か）
- 寸法[*1]（長さ、幅[*2]）
- マットレス

[*1]：ベッドの寸法は変化しないが、マットレス（特にウレタン製）などでは、長年の使用で長さや厚みが変化するへたり（劣化：長さが短くなり、厚みも減少する）が生じるので、ベッドの寸法と同時にマットレスの寸法についてもあらかじめチェックする。

[*2]：最近のベッド幅は90cmがほとんどだが、83cm幅も多い。

ポジショニング実施時の確認事項

図1 ベッドの違いと軸位置の確認

● 背上げ軸位置の確認

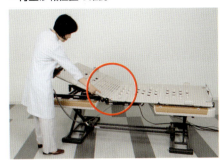 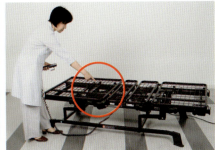

● 膝上げ軸位置の確認

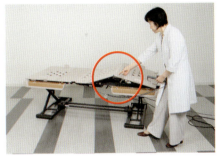 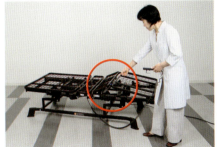

図2 身体の軸位置の確認（大転子）

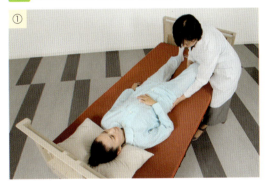

下肢を把持して、股関節周囲を手で触れる。

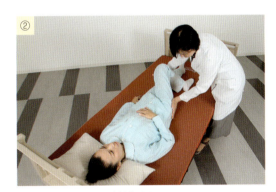

膝を立てて、股関節を内外旋する。

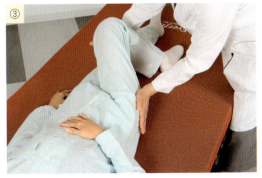

大転子の位置を触診し、確認する。

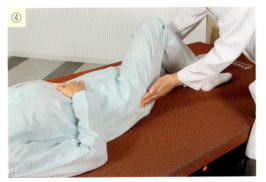

大転子位置の確認後、背上げ軸（ベッド軸）と合っているか確認する。

> **ここがポイント！**
> 背上げ軸位置の指標となる大転子の位置を確認する

体圧（部分圧）の確認

1 簡易体圧測定器による確認方法

ポジショニングを行う前に体圧（部分圧）を測定しておけば、ポジショニング実施後の状態と比較することができる。特に、褥瘡好発部位である仙骨部、尾骨部、大転子部、腸骨部、踵部などの骨突出部を測定するとよい。

ポジショニングでは、骨突出部位の圧迫を軽減するためにクッションでサポートし、骨突出部位を浮かせる必要がある。身体とマットレスが接触している（圧が加わっている）状態では隙間がなく、接触していない（浮かせられている）状態では隙間ができる。

簡易体圧測定器を使用した測定法を図3に示す。

2 用手による確認方法

マットレスと骨突出部位の間に手を差し込んで、部分圧を確認する。簡易体圧測定器を使用する場合と同様に、触診により骨突出部位を確認し、仰臥位でのマットレスと身体の接触状況を確認する。骨突出部位だけでなく、頭部や肩、背部、腰部、上肢、大腿部や下腿部も確認する（図4）。圧がかかっていない（浮かせられている）場合は、手が入るくらいの隙間ができている。隙間がない場合は、圧が加わっている状態であると考えられる。

3 介助グローブを使用した確認方法

介助グローブを使用すると用手よりも滑りがよいため摩擦が起きにくく、身体とマットレスの間に手を差し込みやすい（図5）。ただし、滑りやすいため患者の上肢や下肢を持ち上げた際に落としてしまう可能性があり、注意が必要である。

> **ここがポイント！**
> 体圧（部分圧）を確認する際は、仙骨部、尾骨部、大転子部、腸骨部、踵部などの骨突出部のほかに、頭部や肩、背部、腰部、上肢、大腿部や下腿部も確認する

図3 簡易体圧測定器を使用した体圧の測定

● 仙骨部

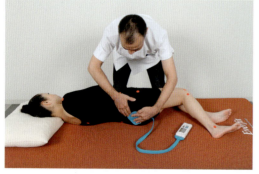

仙骨の位置を触診し確認したうえで体圧測定器のセンサーパッドを当て、そのまま仰臥位になり測定を開始する。

● 踵部

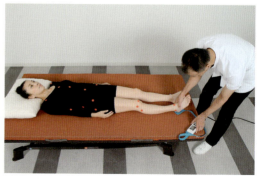

踵の下にセンサーパッドを当て、測定を開始する。

ポジショニング実施時の確認事項

図4 用手による体圧の確認

●肩
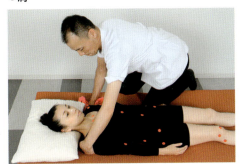

●腰部
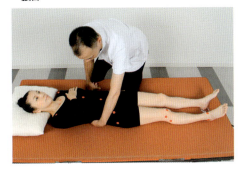

●大腿部
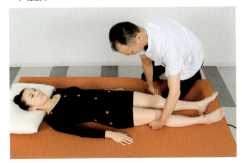

●踵部
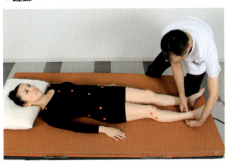

掌を上にして骨突出部位に差し入れ、部分圧を確認する。骨突出部以外にも頭部や肩、背部、腰部、上肢、大腿部や下腿部なども確認する。

図5 介助グローブを使用した体圧の確認

●肩
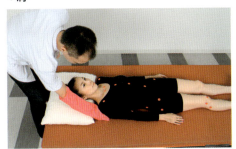

●腰部
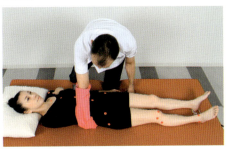

●大腿部
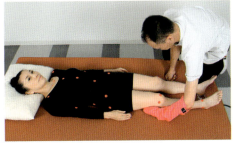

●踵部
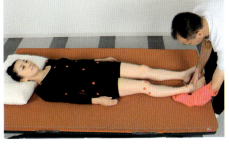

摩擦が起きにくく身体とマットレスの間に手を差し込みやすいが、滑りやすいため患者の身体を持ち上げた際に落としてしまう可能性があるため注意する。

図6 マットレスの底付きの確認方法

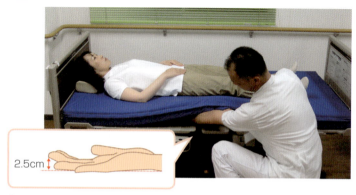

①骨突出部（仙骨部、尾骨部など）の位置を確認し、マットレスの下から手掌を上にして手を差し込み、中指もしくは示指を約2.5cm曲げて骨突出部に触れるか確認する。指を曲げる余地がなく、すぐに骨突出部に触れる場合は底付きの状態のため、マットレスを交換、もしくはエアセル内圧を高くする。
②マットレスへの身体の沈み込みの程度を確認する。
③ウレタン素材のマットレスではへたり具合、エアマットレスでは空気の入り具合なども確認する。

底付きの確認方法

　ウレタン素材のマットレスを長年使用していると、へたり（劣化）などが生じる。また、エアマットレスではポンプ機能が低下するなどの恐れがある。このようにマットレスが破損していると、底付きが生じ、患者への痛みや不快感のほかに褥瘡発生の原因となる。そこで、定期的に仙骨部や尾骨部などの骨突出部位の底付きを確認する必要がある。

　マットレスの下から、骨突出部の真下に手掌を上にして手を差し込み、中指（もしくは示指）を曲げる。約2.5cm指を曲げて骨突出部に触れる場合は適切なマットレスの状態である。指を曲げる余地がなく、すぐに骨突出部に触れる場合は底付きしている状態のため、マットレスを交換する、もしくはエアセル内圧を高くする必要がある（図6）。

第3章 ポジショニングの実践

ポジショニングとサポートの方法

半側臥位のポジショニングとサポート

大転子部とベッドの背上げの位置を確認し（p.77、図1、2参照）、合っていない場合は寝位置が合うように修正する。可能な限り患者の受容感覚を考え、皮膚や軟部組織への刺激に配慮しゆっくり動かす。なお、一度に身体全体を動かそうとせず、上半身→殿部→下半身と身体のパーツごとに動かすようにする（p.73、図5参照）。

半側臥位のポジショニングでは、寝位置を背上げ軸に合わせるとともに、頭部、胸部、殿部、下肢の順で動かす。寝位置修正が完了したら、クッションを用いてサポートを行う。スネーククッションを使用した半側臥位のサポートの手順を図1に示す。また、半側臥位での直接的サポートと間接的サポートを組み合わせたポジショニングの全身体圧を図2（p.86）に示す。

> **ここがポイント!**
> - 寝位置を背上げ軸に合わせるとともに、頭部、胸部、殿部、下肢の順で動かす
> - サポートで使用するクッションの素材や形状を、患者に合わせて考慮する
> - ポジショニング完了後は圧迫部位を確認し圧抜きを行う
> - 姿勢を確認する際は、局所だけでなく全体をみる

図1 スネーククッションを使用した半側臥位のサポート方法

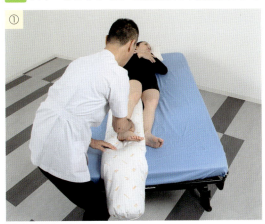

- 肩甲骨部から背部、腸骨・殿部、大腿部から下腿、足部までサポート（①）
- スネーククッションを使用する場合は、クッションの厚みに注意する。
- 中の素材にビーズやウレタンチップを使用しているものが多い。これらは流動性があり、どちらかに寄ってしまうと固くなり、形が円形になってしまう。円形になると身体に沿いにくく、クッションに体重をのせにくいためサポートがしづらくなるので注意する。また、支持面積も狭くなるため、楕円形に近くなるように整える。

（次頁へつづく）

第3章　ポジショニングの実践

（図1つづき）

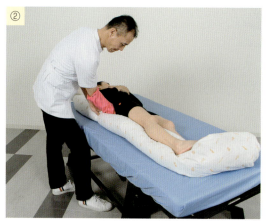

● **サポート部の圧の確認（②）**
・クッションでサポートした後、仙骨部の圧迫が軽減しているかどうか確認する（介助グローブを着ける）。

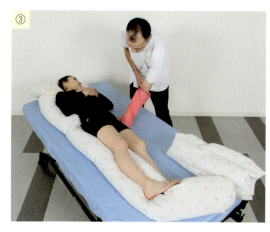

● **サポート側と反対側の圧の確認（③）**
・半側臥位となっている下側（ベッドに接している面）に体圧が移動しているため、マットレスに接している側の圧迫部位（肩、胸郭部、大転子部、腸骨部）の圧を確認する。

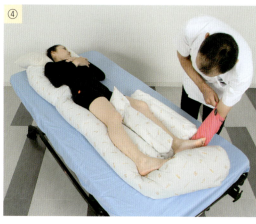

● **サポート部の微調整（④）**
・クッションに十分体重がのるように、クッションの中の素材を動かして微調整する。
・サポートされていない側の下肢にも介入し、下肢自体の安定性と踵部の圧分散を図る。
・下腿外側、腓骨部や踵部の圧迫状態も確認する。
・下肢をサポートするクッションは、下腿の長さより長いものを使用する。

ポジショニングとサポートの方法

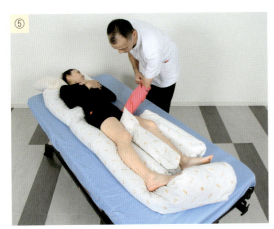

●圧迫部位の確認（⑤）
・再び肩・胸郭部・腸骨部・仙骨部・大転子部ならびに大腿部の圧迫や緊張状態を確認する。

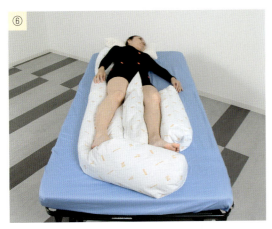

●観察・視点の切り替え（⑥～⑨）
・サポートが完了したら、視点を切り替えて姿勢全体を確認する。
・局所に視点がいきがちであるが、圧再分配が図られているかどうか、姿勢全体のアライメントはどうか、呼吸状態はどうか、筋緊張の度合いはどうかなど、ワイド／フォーカスの視点で全体をとらえるように確認する（⑧、⑨）。
・姿勢全体のバランスや寝位置の確認、姿勢全体のアライメント、呼吸状態、頭頸部のポジションについてはワイドな視点が必要である。目線をなるべくベッドの支持面と水平にして観察する（⑨）。
・臥位姿勢では、頭部・肩・胸郭部・上肢・骨盤部・下肢などパーツごとに観察し、さらに姿勢全体を観察する。

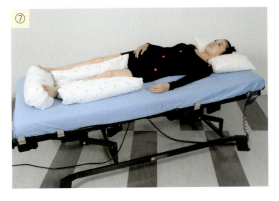

（次頁へつづく）

第3章 ポジショニングの実践

(図1つづき)

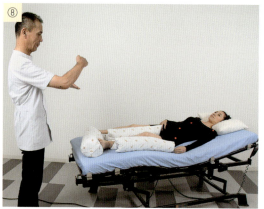

・両肩、両腰の位置からアライメントの崩れの有無を確認する。

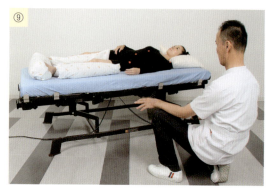

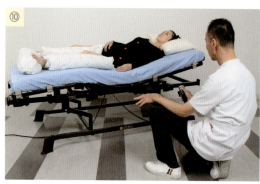

● **セミファーラー位にする（⑩）**

・圧の確認やアライメント調整を行ったら、快適・安楽・呼吸・誤嚥防止を目的にセミファーラー位（頭側挙上）にする。膝上げを行ってから背上げをする。
・患者の全身状態によって背上げ・膝上げの角度を考慮する。通常は背上げ10～20度、膝上げ5～10度程度である。状態によっては30度近くにする場合があるが、仙骨部・尾骨部・踵部に圧迫やずれが生じやすいため注意する。また、ベッドの操作方法にもよるが、姿勢全体が足元方向にずれていく力が発生しやすく、寝位置全体が下方へずれるため注意する。
・マットレスがベッドの長さよりも短い場合は、背上げに伴ってマットレスが足元方向に下がってしまい、寝位置が不良になるので注意する。

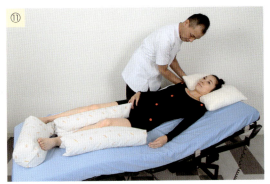

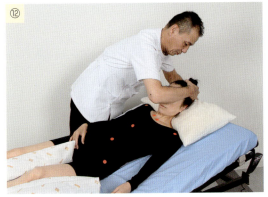

●圧抜きを行う（⑪、⑫）
・背上げや膝上げを行ったことで、身体や着衣に圧の移動が生じるため、圧抜きを実施する。あわせて、姿勢の崩れがないかどうか確認する。
・背抜きや足抜き、尻抜きだけでなく、頭部（後頭部から後頸部）の圧抜きも行う。頭部を保持して枕から離すだけでも快適につながる。
・枕の設置状態（頭部の保持状態）についても、頭部や後頸部が適切に保持されているかどうか確認する。枕での保持状態は快適性や安楽の他、呼吸状態や誤嚥予防につながる。頭部を枕で支持するのではなく、後頭部から後頸部までをしっかりと支持するように枕を当てる。頭頸部が十分にサポートされていないと、頸部の緊張が高まり、頸部ポジションが不良となり、呼吸がしづらく、咳や発声、嚥下もしづらくなる。

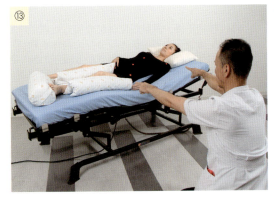

●姿勢全体の確認（⑬）
・圧抜きを実施してから、再度姿勢全体を確認する。セミファーラー位では、下肢（膝）の高さは胸部や頭部より低くなっていることを確認する。下肢側を上げすぎると上半身に体圧（荷重）が移動し、頭部・胸部・腹部が圧迫され、不快感や痛みのほか、呼吸のしづらさにつながる。ただし、患者の状態によっては下肢高挙する場合があるので、圧が上半身に移動することに注意する。

●間接的サポートを行う（⑭）
・半側臥位は、どうしても反対側に身体が流れていく傾向がある。そのため、上半身の安定性のため（身体をストップする）に間接的サポートを実施するとよい。

第3章 ポジショニングの実践

図2 直接的サポートと間接的サポートを組み合わせた半側臥位のポジショニング（背上げ10度）

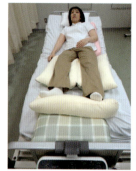
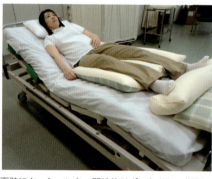
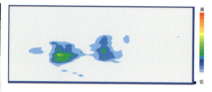

- 直接的サポートとして体幹と下肢にクッションを、間接的サポートとして楔形クッションをマットレスの下に使用している。肩甲帯から殿部までを直接的にサポートすることで、仙骨部の圧迫軽減と背部のねじれが生じにくくなる。また、下肢全体をサポートすることで両下肢自体の安定性が得られ、体圧分散効果も得られる。
- 半側臥位では反対側に身体が流れていく（崩れる）傾向にあるため、上半身の安定性を得るために間接的サポートを実施するとよい。
- 直接的サポートと間接的サポートを組み合わせることで褥瘡予防や姿勢保持、安楽性の向上が効果的に実現できる。

仰臥位のポジショニングとサポート

仰臥位のポジショニングは、半側臥位と同様に寝位置や姿勢アライメントの確認をした後、クッションなどで上肢・下肢・足底などへのサポートを行う（特に、足趾への圧迫には注意する）。サポートの支持面積は広いほうがよい。また、サポート後には仙骨部、尾骨部、腓

> **ここがポイント！**
> 寝位置修正後、下肢・上肢・足底などへサポートを行うが、足底（特に足趾）は圧迫しすぎないように注意する。サポートの支持面積は広いほうがよい

骨部、下腿外側部、踵部の圧抜きや衣服圧を解消し、セミファーラー位にする。図3に、背上げ0度、セミファーラー位（背上げ15度、膝上げ5度）のサポートの例を示す。

腹臥位のポジショニングとサポート

> **ここがポイント！**
> 寝位置修正後、側臥位に体位変換した際にクッションを当て、クッションに身体を預けるように介助する。圧抜きや衣服圧の解消を行いながら、身体をパーツごとに動かす

腹臥位のポジショニングを行う際も、寝位置修正してからクッションでサポートしていく。図4（p.88）に、スネーククッションを使用した手順を示す。

図3 仰臥位でのサポート方法の例

●背上げ0度

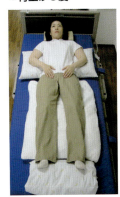
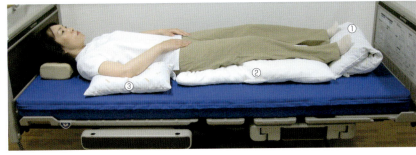

- 大転子と背上げ軸を合わせる。
- 下肢を広い支持面で支える（①）。腓骨や踵に圧迫が加わらないように、坐骨から踵までを広い支持面で支える（②）。
- 安楽・安定性を高めるために、上肢を全体的に支える（③）。

●セミファーラー位（背上げ15度、膝上げ5度）

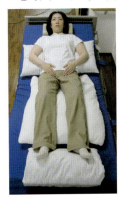
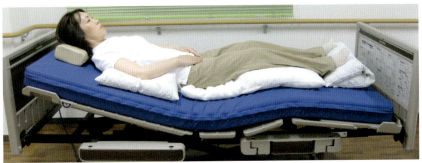

背上げ0度から、膝上げ→背上げの後に圧抜きを行う。
※内臓が下がり横隔膜の動きがよくなるため、セミファーラー位のほうが楽に呼吸ができる。

第3章 ポジショニングの実践

図4 腹臥位のポジショニング方法

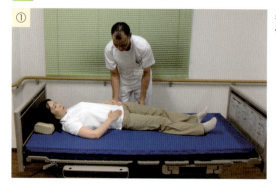

身体を、上半身、殿部、下半身のパーツごとに動かしながら、側方に移動する（①、②）。

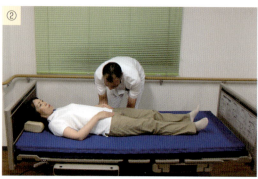

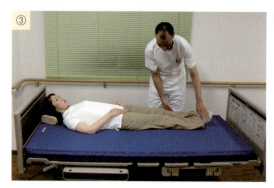

衣服圧を解消する（③）。

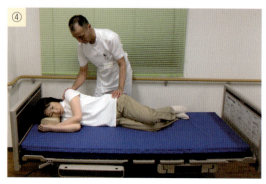

側臥位へ姿勢を変換する（④）。

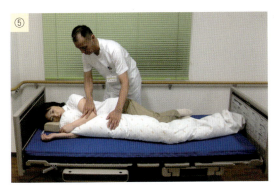

側臥位で身体の前にスネーククッションを設置する（⑤）。

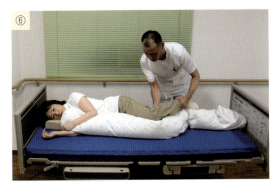

クッションに身体を預けるように介助する（⑥）。

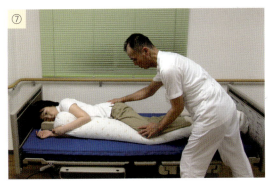

圧抜きや衣服圧の解消を行いながら、身体をパーツごと動かす（⑦）。

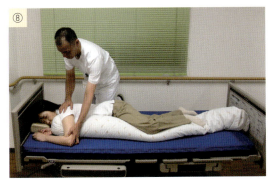

クッションにしっかりと体重がのるように微調整を行う（⑧、⑨）。姿勢がつらくないか、痛みがないか声をかけ、表情や呼吸なども見ながら状態を確認する。

（次頁へつづく）

（図4つづき）

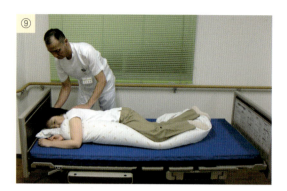

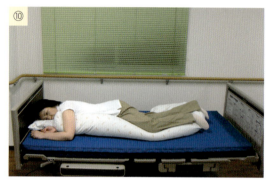

完成（⑩）。
・肩や骨盤の位置が対称的か、ねじれていないか確認する。
・呼吸がしづらくないか、つらさがないか、胸の圧迫感や身体のどこかに痛みがないか確認する。

ベッド上座位のポジショニングとサポート

　ベッド上座位は、呼吸や循環状態の改善、覚醒刺激、将来的に車椅子座位ができるための準備、摂食嚥下のために実施する。ただし、上体を起こすことによって、意識レベルの変化や血圧低下、呼吸・循環状態の変動をきたしやすいため、全身状態の把握が重要である。
　ここでは、一般的な背上げ角度（60度程度）でベッド上座位のポジショニングを行うときのポイントを紹介する（図5）。

> **ここがポイント！**
>
> 上体を起こすことによって意識レベルの変化、血圧低下や呼吸・循環状態の変動などをきたす場合があるので、全身状態を把握しておく

図5 ベッド上座位のポジショニング方法

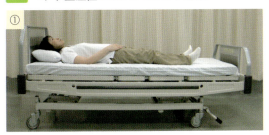

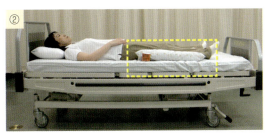

● 寝位置修正（ベッドの回転軸と身体の屈曲点を合わせる、①、②）

- 背上げ軸位置（大転子部）を確認する（p.77、図2）。膝上げ軸に合わせての背上げではなく、必ず背上げ軸に身体の屈曲点（股関節）を合わせる（①）。
- 背上げ軸、膝上げ軸を確認したら、次に角度の確認を行う。その際、角度表示がある場合は数値を確認し、表示がない場合は市販の角度計測器などを使用する。
- ベッドの膝上げ軸と患者の膝関節の位置が合わない場合は、下肢の下にクッションを挿入して調整する（②）。

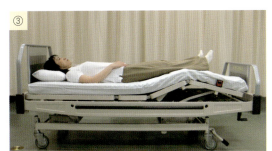

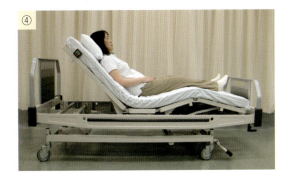

● 膝上げ・背上げ機能の使用方法（③、④）

- まず、膝上げを最上段にし、背上げ→膝下げを少しずつ行う。軸位置を確認しながらずれがないようにベッド操作を行う。
- 最後に、腹部に圧迫が加わらないように膝下げを行う。ただし、膝下げは完全に下げ切らないようにする（5度程度上げておく）。

（次頁へつづく）

(図5つづき)

⑤ 背抜き

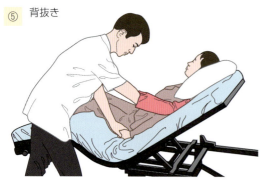

●圧抜き（⑤〜⑦）
・30度以上背上げする際は、30度の時点でいったん圧抜きを行う。
・背抜き（⑤）、足抜き（⑥）、尻抜きの順に実施し、最後に後頭部を圧抜き（⑦）する*。

＊：背抜き、足抜き、尻抜きをしても後頭部から頸部にかけての圧は残留していることが多いため、最後に圧抜きを行う。頭部の圧迫は大変不快なため、快適性や頭頸部の動きやすさ（視線、会話、食事）のためにも圧抜きが必要である。

⑥ 足抜き

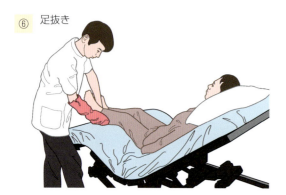

⑦ 後頭部の圧抜き

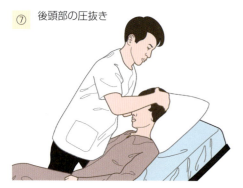

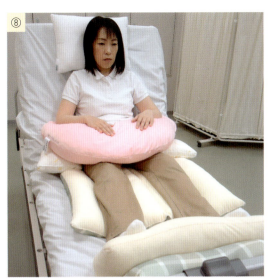

●クッションを使用したサポート（⑧〜⑩）
・上肢へのサポートを行う。
・足底へのサポートを行う。
・使用しているマットレスの素材や軟らかさなどにも関係するが、背部や骨盤がマットレスになじまず接触が不十分となり、体幹や骨盤が後傾・屈曲位になることが多い。そのため、クッションで背部や骨盤をしっかりサポートする。
※円背がある場合は体幹を支えるマットレスの形状が背部と合わせにくいため、背上げ角度を少なくして（45度程度）、背部や骨盤の形状に沿いやすい、軟らかめのクッションなどでサポートするとよい。

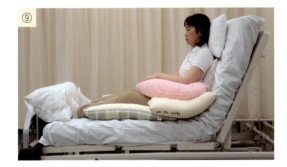

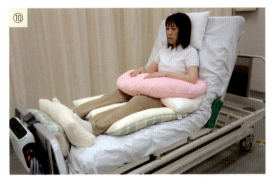

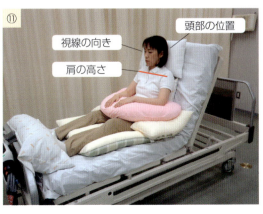

●姿勢アライメントの確認、調整（⑪）
・ベッド上座位にできたら、正面および側面から姿勢アライメントの状態をチェックする。
・正面から、頭部の位置、視線の向き、肩の高さが同じか（肩や鎖骨の位置）、胸郭や骨盤の位置が対称的か、姿勢全体が正中位かどうかを確認する。
・側面では、頭頸部のポジションをチェックする。特に、頸部が伸展位や後屈位になっておらず、頸部が中間位から軽度屈曲位となっているかをみる。

（次頁へつづく）

（図5つづき）

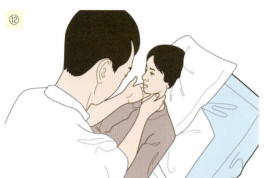

● 摂食嚥下への配慮：摂食嚥下への影響の確認（⑫）
・頭頸部位置（頭頸部屈曲）を調整する。
・喉頭位置、嚥下筋の活動・緊張を確認する。
・頸部周囲筋の緊張などを確認する。
・飲み込みやすさや口の動き、頸部の動きを確認する。

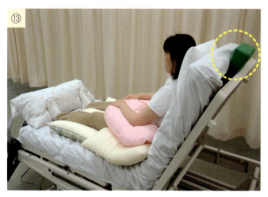

● 完成：直接的サポート＋頭部の間接的サポート（⑬〜⑮）
・頭部への間接的サポートにより、頭頸部屈曲をアシストする。

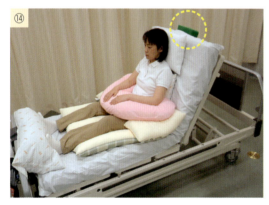

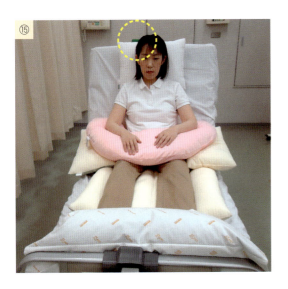

参考文献

1. EPUAP, NPUAP, PPPIA：褥瘡の予防と治療 クイックリファレンスガイド日本語版．真田弘美, 宮地良樹 監訳．メンリッケヘルスケア，2014：22-24.
   http://www.molnlycke.jp/Documents/JPN/Wound%20Care/v2_Japan_Quick%20Reference%20Guide.pdf
   （2018/9/5アクセス）

第3章 ポジショニングの実践

トータルケアとしてのポジショニングを指導する方法

環境からポジショニングを考える

　ポジショニングは、褥瘡予防のためだけの介入ではなく、呼吸や循環、食事といった、人の生活に即したトータルな視点からとらえ、実践することが重要である。

　「トータルケアのためのポジショニング」として考える際に忘れてはならないことが、患者を取り巻く寝床環境・物的環境・人的環境といった「環境」との関係からポジショニングを検討することである。環境アセスメントの具体は、国際生活機能分類（ICF）が提唱する、人間の生活機能と障害という側面からとらえることが重要である。しかし、ICFが提唱されてから20年以上が経過しているが、その理念は、現場で十分に浸透しているとはいいがたいのが現状であろう。

　特にポジショニングにおいては、ベッドやクッション、そして実践する人といった環境要因との関係の総和が重要となる。そこで、「環境」との関係からポジショニングをどのようにとらえるか＝思考するかは重要である。患者が必要とするポジショニングを実践するためには、具体的にどのように行うのかという手段的な側面以上に、環境との関係をどのように観察・評価するのかという基礎的な視点を身につけることが重要であり、ポジショニング教育の必要性が示唆される。

よりよいポジショニング方法を検討する「体験型グループディスカッション」

　環境とポジショニングの関係からポジショニング方法を検討するためには、環境を観察し評価できるための分析力などを高めることが重要である。そこで、このような力を高めるための方法として、臨床でよく遭遇する事例を想定し、われわれ介助者らが患者役として実際にポジショニングを受け、感想や課題などといった具体的な内容を出し合いながら、よりよいポジショニング方法を検討する「体験型グループディスカッション」（図1）が効果的である。

　ずれや摩擦は、臥床体位からリクライニング機能を用いて背上げをするだけで体感できる。また、背抜きにおいても、どのような仕方が安楽になるのかなど、体験すれば一目瞭然であろう。こうした体験を共有しつつ、よりよいケア方法を追及することは、心身に刻まれる体験として深く・永く残り、手抜きをしない誠実なポジショニングの実践を誘導することができる。

　ポジショニング技術の向上には知識が必要であることはいうに及ばないが、ケア提供者の意識や経験が、ケアを受ける側に対して大きな影響を及ぼすことを自覚し、患者の受容感覚を大切にできる＝相手の立場に立てる実践者になりたいものである。また、こうした体験と実践

図1 多職種によるポジショニング体験・体感学習の様子

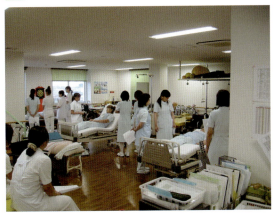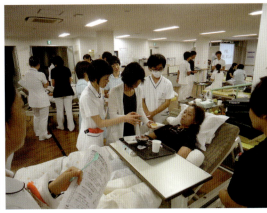

は、ケア提供者が体験し知覚することから、自身の身体感覚が向上するだけでなく、患者の動きや行動、心理の理解にも通じると考え、真の意味で「患者の尊厳を守る」ことに通じるだろう。

なお、こうした体験・体感学習は、ケアにかかわるすべての職種で行うべきと考える。体験・体感することで、環境からみた視点に気づくことができる。環境をみる視点は、職種に関係なく誰でも鍛えることが必要であり、共通理解や協働の基盤となる。こうした活動は、多職種連携に基づくケアプランの検討やリハビリテーションプラン、地域包括ケアシステムを稼働させるための基本となる。

より広く、深い視野・思考をもつためにも、体験型のグループワークは重要であり、現場（臨床）を変える大きな力となりうるだろう。

第**3**章 ポジショニングの実践

ポジショニングと倫理

ポジショニングにおいては、安全・安楽に留意しつつ実施することが推奨されている。その意味について、「ポジショニングと倫理」という観点から述べる。

「ポジショニング」になぜ「倫理」が関係するのか

医療にかかわる倫理は、「ヒポクラテスの誓い」にまでさかのぼる。日本医師会のホームページでは、「ヒポクラテスは紀元前5世紀にエーゲ海のコス島に生まれたギリシャの医師で、それまでの呪術的医療と異なり、健康・病気を自然の現象と考え、科学に基づく医学の基礎を作ったことで『医学の祖』と称されている。（中略）その中で、医師の職業倫理について書かれた宣誓文が『ヒポクラテスの誓い』（表1）であり、世界中の西洋医学教育において現代に至るまで語り継がれている」と紹介している[1]。

ヒポクラテスの誓いは、医業をなす者の倫理的課題を示し、社会に対し表明したものととらえることができる。このなかの「能力と判断の限り患者に利益すると思う養生法をとり、悪くて有害と知る方法を決してとらない」は、今も昔も変わらず、そして医師にかかわらず医療行為を実践する者にとって、決して忘れてはなら

表1 **ヒポクラテスの誓い**（小川鼎三 訳）

医神アポロン、アスクレピオス、ヒギエイア、パナケイアおよびすべての男神と女神に誓う。私の能力と判断にしたがってこの誓いと約束を守ることを。

1. この術を私に教えた人をわが親のごとく敬い、わが財を分かって、その必要あるとき助ける
2. その子孫を私自身の兄弟のごとくみて、彼らが学ぶことを欲すれば報酬なしにこの術を教える。そして書きものや講義その他あらゆる方法で私の持つ医術の知識をわが息子、わが師の息子、また医の規則にもとづき約束と誓いで結ばれている弟子どもに分かち与え、それ以外の誰にも与えない
3. 私は能力と判断の限り患者に利益すると思う養生法をとり、悪くて有害と知る方法を決してとらない
4. 頼まれても死に導くような薬を与えない。それを覚らせることもしない。同様に婦人を流産に導く道具を与えない
5. 純粋と神聖をもってわが生涯を貫き、わが術を行う
6. 結石を切りだすことは神かけてしない。それを業とするものに委せる
7. いかなる患家を訪れる時もそれはただ病者を益するためであり、あらゆる勝手な戯れや堕落の行いを避ける。女と男、自由人と奴隷の違いを考慮しない
8. 医に関すると否とにかかわらず他人の生活について秘密を守る
9. この誓いを守りつづける限り、私は、いつも医術の実施を楽しみつつ生きてすべての人から尊敬されるであろう。もしこの誓いを破るならばその反対の運命をたまわりたい

江本秀人：基本的事項No.3 ヒポクラテスと医の倫理. 日本医師会ホームページより引用（下線は筆者による）

ないことと考える。

このほかにも「医療倫理」がある。これは、医療のなかでの倫理的問題解決への指針となる原則で、以下の4つがある[2]。

①自律尊重原則（自律的な人の意思決定は尊重すべきである）

②無危害原則（危害を引き起こすのを避けるべきである）

③善行原則（他人の利益のために行為すべきである）

④正義・公正原則（社会的な利益と負担は正義の要求と一致するよう配分されなければならない）

原則は規則と異なり絶対的な拘束力をもつものではないが、時間や状況のいかんを問わず変化することのない基本的な真理と解され、行動・行為の指針となるものと理解できる。

ポジショニングは、患者・療養者に対しての治療の一環として、あるいは検査のために必要な技術として発達してきた経緯がある。ゆえに、医療倫理に立脚し実践することが求められるといえる。

ポジショニングに関する倫理的課題

ポジショニングと「医療倫理」の観点から社会的な注目を受けた出来事として、1974年の名古屋地裁での褥瘡に関する裁判がある。この判決には「体位変換を2時間に1回行っていれば、褥瘡はできない」という証言が、結審に大きく影響した。

昨今では多くの研究から、褥瘡発生への影響として「2時間おきに体位変換を実施すること」に明確な根拠がないことが示されている。しかし、体位変換＝ポジショニングが血流回復やずれ力の解消に効果があることは明らかで、体位変換＝ポジショニングの仕方と褥瘡発生との関係が示されている。

「2時間おきの体位変換」は死語になりつつ

あるが、効果の高い体圧分散用具を使用していても、マイクロクライメット（皮膚温の上昇＝蒸れ）から患者個別の状況や状態に合わせた体位変換＝ポジショニングは必要となる。このようなことからも、ポジショニングは医療倫理の範疇にある医療行為として確たる役割と効果を果たしている。「知らなかったから……」「人手が不足していたから……」「そんな便利な物品の存在を知らなかったから……」では、すまされない状況がある。

ヒポクラテスが述べるように「能力と判断の限り患者に利益すると思う養生法をとり、悪くて有害と知る方法を決してとらない」ことに努めるほか、無危害原則（危害を引き起こすのを避けるべきである）・善行原則（他人の利益のために行為すべきである）を忠実に実践しなくてはならないのではないだろうか。

患者・療養者とまったく同じ状態にはなれないが、ポジショニングにおいては、患者と似た状態を模して体験することができる。例えばベッドに臥床して、動かないことを意識し電動操作で頭部挙上すると、背中から殿部に生じる圧迫とずれがもたらす違和感・痛みを容易に経験できるだろう。

にもかかわらず、患者の苦痛を推し量ろうとせず、これまでに修得した知識・技術だけでポジショニングを行うことは、無危害原則から外れることになる。私たちの技術は、人を苦しみから救うこともできれば、意図せざるとも、医療と称して苦しいことを押し付けることにもなりかねない諸刃の剣になっていることを、再度「ポジショニングに関する倫理」として認識しなくてはならない。

ポジショニングは人間が「当たり前」に過ごせるための技術

ヒポクラテスの指摘する「医術の実施を楽しみつつ生きて」という文言が、筆者には「専門

第3章 ポジショニングの実践

職としての知識・技術を磨き、自己実現・自己成長の喜びを得よ」といわれているように思える。

　われわれは、夜も昼も汗だくになって患者にポジショニングを行う。病気の改善や治癒にどれほど効果があるのか予想できず、地道で特殊な技術を要さないようにみえるかもしれない。しかし、患者に余計な痛みや苦しみを与えずにポジショニングを行うことが、「病気を治そう」とする患者本人の闘病意欲を支える基盤になっている。そのことに気づき、さらに意識できている医療者は少ないだろう。

　人間にとって「当たり前」のことを「当たり前」に過ごせるための技術こそ、患者の生活の基本を支えることに役立っていることを、われわれ医療従事者はもっと自覚しなくてはならない。

引用文献

1. 江本秀斗：基本的事項No.3 ヒポクラテスと医の倫理. 日本医師会ホームページ.
   http://www.med.or.jp/doctor/member/kiso/k3.html
   （2018/9/5アクセス）
2. 滝本禎之：臨床倫理の実践：医療倫理の基本四原則. 心身医学 2014；54（4）：371-372.

トータルケアをめざす

ポジショニング Q&A

Q1 体位変換とポジショニングは同じものですか？

A » 同じものではありません。体位変換を行ってからポジショニングを行います。

　体位変換は、文字通り「体位を変えること」です。具体的には、仰臥位から半側臥位、仰臥位から腹臥位、仰臥位から座位、座位から立位に体位を変えることです。

　一方、ポジショニングは、筋力低下や麻痺などの運動機能障害がある場合に、クッションなどを用いて、身体各部の相対的な位置関係（アライメント）を設定し、目的に適した姿勢（体位）を安全で快適に保持することです。

　そのため、「体位変換」を行ってから、クッションなどを用いて「ポジショニング」を行うという順番になります。

（→第1章P20〜22、第3章P81〜95参照）

Q2 エアマットレスを使っていれば、体位変換やポジショニングは必要ないと聞いたのですが、本当ですか？

A » いいえ、エアマットレスを使用していても、褥瘡ができる可能性はあります。

　エアマットレスは全身の圧分散能や圧切替などができるすぐれた褥瘡予防用具です。しかし、エアマットレスを使用していたからといって、褥瘡予防ができるとはいいきれません。エアマットレスを使用していても、褥瘡が発生することもあります。例えば、踵部ではエアマットレスを使用していても高い局所圧が生じています。そのため、痩せて骨突出が著明な患者、あるいは栄養状態や全身状態が不良な患者では、高機能のエアマットレスであっても褥瘡発生の可能性があります。

　健康な人は、睡眠時に頻回に寝返りを行うことができます。体位変換やポジショニングは、病気や外傷で動けない療養者のために行うケアであり、長時間同じ姿勢をしいられることによって生じる褥瘡に限らず、循環機能や呼吸機能、運動機能などの低下といったさまざまな弊害の予防・改善のために行います。

　患者の状態になるべく適合したエアマットレスを使用したうえで、状態に応じた体位変換の頻度や程度を考え、支持面が広く身体の形状に沿ったサポートを心がけたポジショニングを組み合わせるとよいでしょう。エアマットレスには自動体位変換機能が付いているものもありますので、実物を見て体験してみてはいか

がでしょうか。日本褥瘡学会のホームページにエアマットレスの機能や効果について分類されていますので、参考にしてください。また、各メーカーからもマットレスの効果や適合基準について紹介しています。

(→総論P10、第2章P50〜59参照)

Q3 ポジショニングが呼吸に影響しているかどうかをみるためには、何を観察すればよいですか？

A ▸▸ 呼吸・循環器系の基礎疾患を有しているか否かを念頭におきながら、呼吸状態を観察することが大切です。

呼吸状態が変化すると、胸郭や肩の動き方、吸気時の腹部の膨らみ方などが変わるため、気をつけて観察することが重要です。

また、呼吸状態を観察する際には寝位置が重要になるため、ベッドのリクライニング・ポイントと体の屈曲点があっているかどうかが基本になります。

Q4 食事をする際のポジショニングを評価するためには、何を観察すればよいですか？

A ▸▸ 嚥下しやすい上半身の角度が保たれているかどうか、上肢のサポートが行われているかどうかを観察することが大切です。

自力で食事摂取する場合は、可能な限り半座位に近づけます。その際、背中がベッドに沈みこむ体位ではなく、少し背中側から腹部側へ押されるように、頭部から腰部までを支えるようにします。このとき、頭部が中間位からやや前屈位になるようにするのがポイントです。腹部は緩みがあったほうがよいので、膝窩部に薄いクッションを挿入するとよいでしょう。また、上肢は意外と重いため、上肢へのサポートがないと肩が下方に引っ張られ、嚥下に重要な舌骨下筋群等に悪影響を及ぼします。肩が上がり過ぎず、かつ下がり過ぎないように肘下へクッションを置き、両上肢が支えられるようにするとよいでしょう。

注入の場合には、褥瘡予防の観点から、頭側を30度以上挙上しないほうがよいといわれています。その際、頭側挙上角が上昇することで殿部圧が高くなるため、殿部の部分圧迫を回避できる体圧分散寝具を使用しているかどうかを観察しましょう。

トータルケアをめざす ポジショニングQ&A

Q5 ベッド上座位にする際に、背上げしていくと身体が足元方向に滑ってしまいます。どうすれば滑らないように背上げできるのでしょうか？

A » ベッドの背上げ軸や膝上げ軸、身体の大転子部の確認を行い、そのうえでベッドの背上げ軸に大転子を合せるように寝位置を決めていくとよいでしょう。

　上体を起こしていく方法は、膝上げを最大に行ってから背上げを行います。そして、背上げを行いつつ膝下げを行っていきます。ただし、膝を下げ過ぎると身体がずり下がってしまうため、なるべく少しずつ身体のずれが起きていないかなどを確認しながら背上げ・膝下げを繰り返します。なお、膝下げは5度程度上げておき、完全に下げ切らないことが重要です。身長が低い女性の場合には、背上げをする際にあらかじめ下肢の下に支持面の広いクッションでサポートした状態から、上記のようにベッド操作していきます。

　ベッド上座位にする場合に最も重要なのは、寝位置とベッド操作の影響を考慮することです。そこで、使っているベッドの機能や構造についてしっかり確認し、実際に自分でも背上げ・膝下げを体験してみることも必要です。また、マットレスの長さが短くなっていることも影響している場合があるため確認します。短い場合は、マットレスの下に滑り止めマットを敷くなどの工夫をするとよいでしょう。

（→総論P12、第1章P25〜27、P41〜42、第3章P76〜77、P90〜95）

Q6 ポジショニングで身体を支持する場合は、どのようなクッションがよいでしょうか？

A » 身体の重みを十分に受け止められるクッションを選んでください。

　身体を支持するということは、サポートするということであるため、身体の重みを受け止められるクッションを選ぶべきです。そのうえで、身体の形状に沿いやすい素材を選びます。市販されているビーズクッションは安価でよいのですが、ビーズ自体の流動性が高いため体重をクッションにのせようとすると動いたり、流れたりするため注意が必要です。

　また、縫製がしっかりしていないと中材が出てきてしまうことも少なくありません。最近では、多くの種類のポジショニング・クッションが販売されているので、取り扱い業者やメーカーに相談して試用してみるのもよいでしょう。

（→第1章P27〜29、第2章P57〜59参照）

Q7 ポジショニングの微調整にタオル等を使用しますが、よいのですか？

A » タオル等が直接皮膚に当たらないようにして使用することが必要です。

　タオルはシーツの下に挿入して使用するか、クッションとクッションの間に挟むなど、間接的に使用すれば問題ないと思われます。しかし、直接患者の身体に接する場合にはずれ力の問題が発生しますので、気をつけなくてはなりません。特に浮腫のある患者、高齢で皮膚が脆弱な患者の場合には、タオルのループ構造がスキン-テアなどを引き起こす原因となります。どうしても必要な場合には、皮膚保護剤を貼付するか、滑りのよい寝衣を着用してもらい、できる限り皮膚に直接タオルなどが当たらないような工夫をしたほうがよいでしょう。

Q8 下肢のサポートを行うには、支持面の広いクッションなどがよいとされていますが、私の勤務する病院にはそのようなものがありません。代用できるものはないでしょうか？

A » ポジショニング・クッションの種類やバリエーションが増えてきたため、メーカーなどから情報を仕入れることが大切ですが、代用できるとすれば、夏布団や毛布、タオルケットなどの寝具類です。

　ポジショニング・クッションはさまざまな素材のものが開発され、形状も身体に沿いやすく使用感のよいものが多くなってきました。まずはそれらを検討することが必要です。ただ、いくらよいクッションでも、コストはかかってしまいます。施設にあるもので代用できるとすれば、夏布団や毛布、タオルケットなどの寝具類です。ただし、これらを使用する際は、季節や衛生面を考慮しなければなりません。素材によってはずれを生じる可能性もあるため、これらをクッション代わりに使用する場合は、十分に検討したほうがよいでしょう。また、寝具類の活用による圧軽減効果などについても確認することが必要です。

（→第1章P31〜34参照）

Q9 最近、踵部の褥瘡が増えていると聞きますが、なぜでしょうか？

A » 踵部は、構造・機能上からも褥瘡が発生しやすい部位といえます。

　踵部の褥瘡発生は、仙骨部などに次いで多いとされています。これは世界的な傾向で、『褥瘡の予防と治療 クイックリファレンスガイド』にも「踵部の突出部には大きな圧がかかる」と記載されています[1]。踵部は突出した形状をしているため、臥床安静時には、最も高い圧がかかる部位となります。皮下脂肪も少ないため、いったん褥瘡が発生してしまうと難治性になります。血液循環という面か

らみても末梢循環障害（閉塞性動脈硬化症など）の影響を受けやすい部位といえます。

（→第1章P25〜29、P31〜34、第2章P64〜65、第3章P78、P81〜87参照）

引用文献

1. EPUAP, NPUAP, PPPIA：褥瘡の予防と治療 クイックリファレンスガイド日本語版（真田弘美, 宮地良樹 監訳）. メンリッケヘルスケア, 2014：26.
   http://www.molnlycke.jp/Documents/JPN/Wound%20Care/v2_Japan_Quick%20Reference%20Guide.pdf
   （2018/9/5アクセス）

Q10 ポジショニングに関して新しい知識や技術を学び、職場に広めたいと考えていますが、どのように進めていけばよいのでしょうか？

A ▸ 環境が心身機能・活動などに及ぼす影響を考慮する視点を、普及・啓発させることが重要です。

　ポジショニングに限らず、研修会や学会に参加して得た知識や技術を広めていくのは、そう簡単なことではないでしょう。重要なのは、環境が心身機能・活動などに及ぼす影響を考慮する視点を普及・啓発させることだと思われます。看護職や介護職だけでなく、リハビリテーションやその他の医療・福祉職のなかのどれだけの人が、ICF（国際生活機能分類）の考え方、つまり環境が心身機能・活動などに及ぼす影響について関心をもっているかは疑問です。

　従来のポジショニングは、体位変換や姿勢保持の際に、拘縮を悪化させないためにクッションなどを活用してアライメントを整えることを重視していました。しかしこれからは、快適性や安楽、呼吸や循環、嚥下機能などを考慮して、寝床環境や生活環境における姿勢や活動などの状況をアセスメントしながら行うケア技術が大切となります。そこで、「ポジショニング」をキーワードとして、療養環境に及ぼす影響について体験・体感学習をすることが推奨されます。自分の身体で体験・体感することによって、患者がおかれている身体的・心理的状況に気づくことができます。ベッドやマットレス、クッションなどを使って、患者体験や体感学習会を職場や地域で開いてみてはいかがでしょうか。

（→第2章P48〜49、第3章P96〜97参照）

索 引

和 文

あ

アキレス腱 ························· 31
アシスト ··························· 23
足抜き ····························· 85
圧移動 ····························· 32
圧覚 ······························· 20
圧軽減効果 ······················ 104
圧再分配機能 ······················ 10
圧縮応力 ··························· 45
圧調整 ····························· 36
圧抜き ····························· 81
圧抜き効果 ························· 73
圧の移動 ··························· 25
圧迫持続時間 ······················ 17
圧分散 ····························· 53
圧力 ··························· 17,64
アライメント ······················ 20
アライメント変化 ·················· 32
安静臥床 ···························· 6
安寧 ······························· 16
安楽 ····························· 9,13

い

意識レベル ························· 90
痛み ······························· 17
痛み刺激 ··························· 28
衣服圧 ··························· 61,74
医療関連機器圧迫創傷 ·············· 55

え・お

エア圧 ····························· 54
エアマットレス ···················· 54
応力 ······························· 45
おむつ ····························· 61
温度感覚 ··························· 20
温度刺激 ··························· 17

か

介助グローブ ······················ 72
外旋位 ····························· 31
快適性 ····························· 32
外力 ······························· 45
化学刺激 ··························· 17
覚醒刺激 ··························· 90
荷重 ··························· 31,52
荷重移動 ··························· 23
活動支援 ··························· 37
活動支援方法 ······················ 37
活動制限 ···························· 6
カテーテル ························· 60
可動軸 ····························· 55
簡易体圧測定器 ···················· 78
感覚受容器 ························· 17
感覚センサー ······················ 16
環境アセスメント ·················· 49
環境因子 ··························· 48
環境的要因 ························· 50
患者体験 ························· 105
関節周囲組織 ······················ 20
間接的サポート ···················· 30
環太平洋褥瘡対策連合 ··············· 6

き

機械的刺激 ························· 17
仰臥位 ····························· 24
胸部 ······························· 35
虚血状態 ··························· 45
虚血性壊死 ························· 45
居室環境 ··························· 10
筋緊張亢進 ························· 55

く・け

グループワーク ···················· 97
ケアプラン ························· 65
軽度体位変換 ······················ 37
血圧低下 ··························· 90

こ

拘縮	8
好発部位	21
呼吸	8
国際生活機能分類	48
個人的因子	48
骨突出	11

さ

座位姿勢	54
座位保持	37
サポート	23
サポートの3要素	29
座面形状	37

し

シーツ	62
支持体	16,27
沈める	10
姿勢アライメント	16
姿勢の崩れ	41
姿勢反射	20
姿勢保持	21
持続的圧迫	65
失禁パッド	61
自動体位変換機能	101
自動反応	20
刺入痛	35
自由神経終末	17
主観的感覚	18
受容感覚	17
踵部	31
触圧角	17
褥瘡予防マットレス	37
触覚	20
尻抜き	85
人工換気	11
寝床環境	10
寝床気候	10
身体サポート	30
身体支持	23
身体支持面	24
人的環境	49
振動覚	20
振動刺激	17

浸軟状態	62
真皮	17

す

随意的反射	20
水分蒸発率	45
スキン-テア	70
ストップ	23
滑り	41
スライディングシート	72
スライディングボード	72
ずれ	12

せ・そ

背上げ	12
背上げ座位	41
正中位	36
世界保健機関	48
背下げ	12
摂食嚥下	8
接触温冷感	61
接触面積	53
背抜き	85
セミファーラー位	37,84
繊維製品	45
尖足	31
せん断応力	45
せん断力	64
底付き	80

た

体圧分散寝具	10
体圧分散マットレス	41
体圧分散用具	32,45,53
体位変換	24,101
体感学習会	105
体験型グループディスカッション	96
大転子	76

ち・つ

地域包括ケア	66
直接的サポート	30
痛覚	20
包む	10

て・と

底屈位 ………………………………… 31
殿部圧 ……………………………… 102
頭頸部 ………………………………… 35
動作遂行 ……………………………… 21
頭側挙上 ……………………………… 84
頭側挙上角 ………………………… 102

な・に・ぬ・ね

内力 …………………………………… 45
難治化 ………………………………… 11
軟部組織 ……………………………… 16
認知症 ………………………………… 63
布地 …………………………………… 45
熱放散 ………………………………… 17

は

背殿位 ………………………………… 25
廃用症候群 …………………………… 7
肌触り ………………………………… 61
発汗 …………………………………… 10
バランス ……………………………… 21
バランス反応 ………………………… 21
半座位 ………………………………… 41
半側臥位 ……………………………… 24
半腹臥位 ……………………………… 24
ハンモック現象 ……………………… 62

ひ

皮下組織 ……………………………… 17
引っ張り応力 ………………………… 45
引っ張り力 …………………………… 62
皮膚潰瘍 ……………………………… 45
表皮 …………………………………… 17

ふ

不快・侵害刺激 ……………………… 65
不快感 ………………………………… 28
腹臥位 ………………………………… 24
不随意的反射 ………………………… 20
物的環境 ……………………………… 49
不良姿勢 ……………………………… 55

へ

平衡状態 ……………………………… 21

米国褥瘡諮問委員会 ………………… 6
へたり ………………………………… 80
ベッド上端座位 ……………………… 54
変形 …………………………………… 8

ほ

放熱率 ………………………………… 45
ホールド ……………………………… 23
ポケット形成 ………………………… 11

ま

マイクロクライメット ……… 10,45,63
摩擦 …………………………………… 11
摩擦力 ………………………………… 64
マットレス …………………………… 21

よ

ヨーロッパ褥瘡諮問委員会 ………… 6
抑制感 ………………………………… 35
抑制帯 ………………………………… 55
予防 …………………………………… 20

り・れ

療養/生活環境 ……………………… 11
倫理 …………………………………… 98
レッグカバー ………………………… 70

欧　文

EPUAP（European Pressure Ulcer Advisory
　　Panel）……………………………… 6
ICF（International Classification of Functioning,
　　Disability and Health）………… 48
MDRPU（Medical Device Related Pressure Ulcer）
　　…………………………………… 55
microclimate ………………………… 10,45
NPUAP（National Pressure Ulcer Advisory
　　Panel）……………………………… 6
PPPIA（Pan Pacific Pressure Injury Alliance）
　　……………………………………… 6
QOL …………………………………… 13
WHO（World Health Organization）……… 48

謝辞

　本書の刊行にあたり、アイ・ソネックス株式会社代表取締役・舟木美砂子氏には大変お世話になりました。編著者一同、謝意を表します。

トータルケアをめざす
褥瘡予防のためのポジショニング

2018年10月 3 日　第 1 版第 1 刷発行	編　著	田中　マキ子、北出　貴則、
2022年 7 月25日　第 1 版第 5 刷発行		永吉　恭子
	発行者	有賀　洋文
	発行所	株式会社　照林社
		〒112-0002
		東京都文京区小石川2丁目3-23
		電話　03-3815-4921（編集）
		03-5689-7377（営業）
		http://www.shorinsha.co.jp/
	印刷所	共同印刷株式会社

●本書に掲載された著作物（記事・写真・イラスト等）の翻訳・複写・転載・データベースへの取り込み、および送信に関する許諾権は、照林社が保有します。
●本書の無断複写は、著作権法上の例外を除き禁じられています。本書を複写される場合は、事前に許諾を受けてください。また、本書をスキャンしてPDF化するなどの電子化は、私的使用に限り著作権法上認められていますが、代行業者等の第三者による電子データ化および書籍化は、いかなる場合も認められていません。
●万一、落丁・乱丁などの不良品がございましたら、「制作部」あてにお送りください。送料小社負担にて良品とお取り替えいたします（制作部☎0120-87-1174）。

検印省略（定価はカバーに表示してあります）
ISBN978-4-7965-2446-9
©Makiko Tanaka, Yoshinori Kitade, Kyoko Nagayoshi/2018/Printed in Japan